SÉRIE DE DERMATOLOGIA

BIOLÓGICOS NA DERMATOLOGIA

VOLUME 4

DERMATOLOGIA

Outros livros de interesse

- 1808-2008 - Faculdade de Medicina – **Sylvia da Silveira Mello Vargas**
- A Didática Humanista de um Professor de Medicina – **Decourt**
- A Questão Ética e a Saúde Humana – **Segre**
- A Saúde Brasileira Pode Dar Certo – **Lottenberg**
- Alergologia Clínica – **Negreiros**
- Antibióticos e Quimioterápicos para o Clínico 2a ed. – **Walter Tavares**
- Artigo Científico - do Desafio à Conquista - Enfoque em Testes e Outros Trabalhos Acadêmicos – **Victoria Secaf**
- As Lembranças que não se Apagam – **Wilson Luiz Sanvito**
- A Vida por um Fio e por Inteiro – **Elias Knobel**
- Atlas de Dermatologia em Cores - Morfologia das Lesões Individuais; Distribuição, Agrupamento ou Disposição das Lesões – **Levene**
- Atlas de DST - Guia Prático e Dificuldades no Diagnóstico/Atlas de EST - Uno Guia Práctico para las Dificultades en el Diagnóstico (edição bilíngue Português/Espanhol) – **Pompeu, Focaccia e Vieira**
- Biossegurança em Estabelecimento de Beleza e Afins – **Janine Maria Pereira Ramos Bettega**
- Cabelo - Tudo o que Você Precisa Saber – **Valcinir Bedin**
- Catálogo das Principais Plantas Responsáveis por Acidentes Tóxicos – **Nuno Pereira**
- Células-tronco – **Zago**
- Cirurgia Dermatológica em Consultório 2a ed. – **Alcidarta dos Reis Gadelha**
- Como Ter Sucesso na Profissão Médica - Manual de Sobrevivência 4a ed. – **Mário Emmanuel Novais**
- Cuidados Paliativos – **Diretrizes, Humanização e Alívio de Sintomas** – **Franklin Santana**
- Curso de Inglês Médico – **Perrotti-Garcia**

- Dermatologia Estética - Revista e Ampliada 2a ed. – **Maria Paulina Villarejo Kede**
- Dermatoscopia – **Barcauí**
- Dicionário de Ciências Biológicas e Biomédicas – **Vilela Ferraz**
- Dicionário Médico Ilustrado Inglês-Português – **Alves**
- Dicionário Português-Inglês de Termos Médicos – **Perrotti-Garcia**
- Doenças Exantemáticas em Pediatria e Outras Doenças Mucocutâneas – **Schettino**
- Drenagem Linfática Manual - Método Dr. Vodder – **Carlos Alberto Alves Gusmão da Fonseca**
- Epidemiologia 2a ed. – **Medronho**
- Estética Facial Essencial – **Priscila Cardoso Dal Gobbo**
- Fundamentos de Dermatologia - Edição Revista e Atualizada – **Marcia Ramos e Silva e Maria Cristina Ribeiro de Castro**
- Gestão Estratégica de Clínicas e Hospitais – **Adriana Maria André**
- Grande Dicionário Ilustrado Inglês-Português de Termos Odontológicos e de Especialidades Médicas – **Perrotti-Garcia**
- Guia de Consultório – **Atendimento e Administração** – **Carvalho Argolo**
- Internet - Guia para Profissionais da Saúde 2a ed. – **Vincent**
- Manual de Hanseníase 2a ed. – **Jopling**
- Manual do Clínico para o Médico Residente – **Atala – UNIFESP**
- Medicina: Olhando para o Futuro – **Protásio Lemos da Luz**
- Medicina, Saúde e Sociedade – **Jatene**
- Nem só de Ciência se Faz a Cura 2a ed. – **Protásio da Luz**
- Propedêutica das Doenças do Cabelo e Couro Cabeludo – **Pereira**
- Rotinas da Enfermaria de Dermatologia da Faculdade de Medicina da UFRJ – **Nurimar**
- Série Concursos Médicos - Dermatologia – **Leonardo Brauer**
- Um Guia para o Leitor de Artigos Científicos na Área da Saúde – **Marcopito Santos**
- Tratado de Dermatologia – **Walter Belda Jr.**

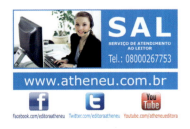

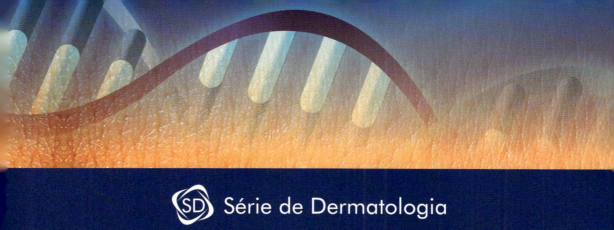

Série de Dermatologia

BIOLÓGICOS NA DERMATOLOGIA

VOLUME 4

EDITORES DA SÉRIE

Walter Belda Junior

Nilton Di Chiacchio

Paulo Ricardo Criado

EDITOR DO VOLUME

Ricardo Romiti

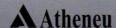

EDITORA ATHENEU

São Paulo — Rua Jesuíno Pascoal, 30
Tel.: (11) 2858-8750
Fax: (11) 2858-8766
E-mail: atheneu@atheneu.com.br

Rio de Janeiro — Rua Bambina, 74
Tel.: (21)3094-1295
Fax: (21)3094-1284
E-mail: atheneu@atheneu.com.br

Belo Horizonte — Rua Domingos Vieira, 319 — conj. 1.104

CAPA: Paulo Verardo
PRODUÇÃO EDITORIAL: MKX Editorial

CIP - BRASIL. CATALOGAÇÃO NA PUBLICAÇÃO
SINDICATO NACIONAL DOS EDITORES DE LIVROS, RJ

B373b

Belda, Walter
Biológicos na dermatologia / Walter Belda. - 1. ed. - Rio de Janeiro : Atheneu, 2017.
   il.

Inclui bibliografia
   ISBN 978-85-388-0827-5

1. Dermatologia.   2. Pele - Doenças - Tratamento.   I. Título.

17-44180   CDD-616.5
            CDU-616.5

ROMITI, R.; DI CHIACCHIO, N.; BELDA JUNIOR, W.; CRIADO, P.R.
Biológicos na Dermatologia – Série de Dermatologia – Volume 4

© EDITORA ATHENEU
São Paulo, Rio de Janeiro, Belo Horizonte, 2018.

Editores da Série

WALTER BELDA JUNIOR

Livre-docente em Dermatologia pela Faculdade de Medicina da Universidade de São Paulo (FMUSP). Livre-docente em Dermatologia pela Faculdade de Ciências Médicas da Universidade Estadual de Campinas (FCM/UNICAMP). Doutor em Dermatologia pela FMUSP. Membro da Academia de Medicina de São Paulo. Professor-Associado do Departamento de Dermatologia da FMUSP. Responsável pelo Ambulatório de Doenças Sexualmente Transmissíveis da Divisão de Dermatologia do Hospital das Clínicas da FMUSP (HCFMUSP). Corresponsável pelo Ambulatório de Micoses Profundas da Divisão de Dermatologia do HCFMUSP.

NILTON DI CHIACCHIO

Mestre e Doutor em Dermatologia pela Faculdade de Medicina da Universidade de São Paulo (FMUSP). Médico Chefe da Clínica Dermatológica do Hospital do Servidor Público Municipal de São Paulo (HSPM/SP).

PAULO RICARDO CRIADO

Mestre em Medicina pelo Instituto de Assistência Médica ao Servidor Público Estadual de São Paulo (IAMSP/SP). Doutor em Ciências pela Faculdade de Medicina da Universidade de São Paulo (FMUSP) – Área de Concentração em Dermatologia. Livre-docente em Dermatologia pela FMUSP. Médico Assistente da Divisão de Dermatologia do Hospital das Clínicas da FMUSP (HCFMUSP). Corresponsável pelo Ambulatório de Micoses Profundas da Divisão de Dermatologia do HCFMUSP. Orientador no Curso de Pós-graduação do Departamento de Dermatologia da FMUSP.

Editor do Volume

RICARDO ROMITI
Departamento de Dermatologia do Hospital das Clínicas da Faculdade de Medicina da Universidade de São Paulo (HCFMUSP).

Colaboradores

BRUNO LEONARDO SILVA
Médico Dermatologista.

CELINA W. MARUTA
Departamento de Dermatologia do Hospital das Clínicas da Faculdade de Medicina da Universidade de São Paulo (HCFMUSP).

CLÁUDIA G. SANTI
Departamento de Dermatologia do Hospital das Clínicas da Faculdade de Medicina da Universidade de São Paulo (HCFMUSP).

DENIS R. MIYASHIRO
Departamento de Dermatologia do Hospital das Clínicas da Faculdade de Medicina da Universidade de São Paulo (HCFMUSP).

DENISE MIYAMOTO
Departamento de Dermatologia do Hospital das Clínicas da Faculdade de Medicina da Universidade de São Paulo (HCFMUSP).

GERD PLEWIG
Ludwig-Maximilians-Universität, Munique, Alemanha.

LUCIENA CEGATO MARTINS ORTIGOSA
Médica Dermatologista.

MARCELO ARNONE
Departamento de Dermatologia do Hospital das Clínicas da Faculdade de Medicina da Universidade de São Paulo (HCFMUSP).

MARIA CECÍLIA M. RIVITTI MACHADO
Departamento de Dermatologia do Hospital das Clínicas da Faculdade de Medicina da Universidade de São Paulo (HCFMUSP).

MARIANA COLOMBINI ZANIBONI
Departamento de Dermatologia do Hospital das Clínicas da Faculdade de Medicina da Universidade de São Paulo (HCFMUSP).

RAQUEL LEÃO ORFALI
Departamento de Dermatologia do Hospital das Clínicas da Faculdade de Medicina da Universidade de São Paulo (HCFMUSP).

ROBERTA FACHINI JARDIM CRIADO
Disciplina de Dermatologia da Faculdade de Medicina do ABC.

VALÉRIA AOKI
Departamento de Dermatologia do Hospital das Clínicas da Faculdade de Medicina da Universidade de São Paulo (HCFMUSP).

Prefácio

Original, em alemão

"Tempora mutantur, nos et mutamur in illis"
Die Zeiten ändern sich, und wir ändern uns mit ihnen
Lothar I (795-855)

Dieser lateinische Spruch geht auf den deutschen Kaiser Lothar I (795-855) zurück, der ihn in etwas abgeänderter Weise *Omnia mutantur, nos et mutamur in illis* formulierte.

Das von Professor Ricardo Romiti konzipierte Buch, verfasst von führenden dermatologischen Kollegen Brasiliens zu den in unserem Fach so wichtigen Krankheitsgruppen: Atopisches Ekzem (Dermatitis), bullöse Autoimmunkrankheiten, Kollagenosen, Hidradenitis suppurativa (Acne inversa oder Dissecting terminal hair folliculitis), onkologische Erkrankungen, Psoriasis, Urtikaria sowie urtikarielle Syndrome stellen eine aktuelle Standortbestimmung der Dermatologie dar. Das eingangs gewählte lateinische Zitat kann treffender nicht herangezogen werden. Um die Intention der Autoren zu verstehen, muss man zurückblicken können auf das was war, auf das was ist und was in unmittelbarer Zukunft uns Dermatologen als Therapie zur Verfügung steht. Wer lange genug zurückblicken kann, erinnert sich an die begrenzten Behandlungsmöglichkeiten, die früher zur Verfügung standen. Wählen wir als Beispiel die Psoriasis: Cignolin (Anthralin) oder Teer kombiniert mit UV-Strahlung, waren schmutzige und riechende Behandlungsmöglichkeiten. Es folgten topische und systemische Steroide, verbunden mit Okklusionsfolien, Methotrexat, Psoralen und UV-A, Meeres-Sole als Bäder, hochdosiertes UV-A und schließlich Fumarsäure.

Immer weitere Fortschritte werden gemacht, die Zeiten ändern sich. Inzwischen hat die Ära der Biologika begonnen, und wir Dermatologen machen uns mit der Wirkungsweise dieser neuartigen Behandlungsmöglichkeiten vertraut. Wir lernen die Wirkungsweise richtig zu verstehen, die Medikamente umsichtig anzuwenden und damit unsere Patienten nach Evidenz-basierter Übereinkunft zu behandeln und sie vor unerwünschten Nebenwirkungen zu schützen. Ein weiteres Beispiel ist der Einsatz von Biologika bei Autoimmunerkrankungen, die mit Fieber, Arthritis, Pyoderma gangraenosum und entzündlichen Darmerkrankungen zusammenhängen. Anakinra und analoge Substanzen haben das Leben dieser Patienten schlagartig segensreich beeinflusst.

Wir Dermatologen müssen uns mit den aktuellen pathogenetischen Mechanismen dieser neuartigen Medikamente, ihren Einsatzmöglichkeiten und Limitationen (*label* oder auch *off-label*) vertraut machen. Genau diese Aspekte bietet das vorliegende Buch. Unseren Freunden in Brasilien ist daher für ihren Einsatz zu danken. Sie, die Leser dieses Buches, mögen sich mit Freude mit den Neuigkeiten dieses Faches vertraut machen um damit Ihren Patienten bestmöglich helfen.

Gerd Plewig
Ludwig-Maximilians-Universität
April 2017, München, Deutschland

Prefácio

Traduzido para o português.

"Tempora mutantur, nos et mutamur in illis"
Os tempos mudam, e nós mudamos com eles
Lothar I (795-855)

O provérbio latim, acima citado, remete ao imperador alemão Lothar I (795-855) que o formulou de maneira modificada: "Omnia mutantur, nos et mutamur in illis" (Tudo muda, e nós mudamos com tudo).

A obra *Imunobiológicos na Dermatologia*, concebida pelo Professor Ricardo Romiti, contou com a colaboração de renomados colegas brasileiros e inclui diferentes áreas de vital interesse na Dermatologia: dermatite atópica, urticária, psoríase, oncologia cutânea, hidradenite supurativa, dermatoses bolhosas autoimunes e colagenoses, evidenciando uma posição atualizada da Dermatologia moderna. A citação acima vai direto ao ponto. A fim de compreender a intenção dos autores desta obra, devemos olhar retrospectivamente o que tivemos, do que dispomos e o que teremos no campo da terapêutica dermatológica no futuro. Aquele que já viveu bastante, pode vislumbrar as limitadas opções terapêuticas da nossa especialidade no passado. Por exemplo, na psoríase: signolina (antralina), ou alcatrão, associados à luz ultravioleta eram as possibilidades, causavam sujeira e péssimo odor. Seguiram-se os corticoesteroides tópicos e sistêmicos, associados a tratamentos oclusivos, o metotrexato, psoralênicos e UVA, banhos com sais marinhos, UV de alta intensidade e, por fim, os ácidos fumáricos.

Os tempos mudam, surge o progresso. Começamos a *Era dos Biológicos* e nós, dermatologistas, nos familiarizamos cada vez mais com os resultados dessa nova modalidade terapêutica. Aprendemos a entender seus mecanismos de ação, a indicá-los de forma cautelosa e a tratar nossos doentes através da medicina baseada em evidência, procurando protegê-los de efeitos adversos indesejados. Outro exemplo é o emprego dos biológicos nas doenças autoimunes, relacionadas à febre, quadros de artrite, pioderma gangrenoso e infecções intestinais. Anakinra e seus análogos influenciaram de maneira extrema e positiva a vida desses pacientes.

Nós, dermatologistas, temos a obrigação de nos familiarizar com os mecanismos patogenéticos das novas medicações, suas indicações e limitações (*label* e *off-label*). Todas essas considerações são abordadas nesta obra. Devemos agradecer aqui aos colaboradores brasileiros pelos seu empenho.

Caro leitor, espero que usufruam desta obra de maneira integral e venham propiciar, assim, a melhor conduta para com os vossos pacientes.

Gerd Plewig
Ludwig-Maximilians-Universität
Abril 2017, Munique, Alemanha

Sumário

PREFÁCIO Original em alemão IX
❖ Gerd Plewig

PREFÁCIO Traduzido para o português XI
❖ Gerd Plewig

Capítulo 1 Biológicos na Dermatologia 1
❖ Ricardo Romiti

Capítulo 2 Biológicos na Dermatite Atópica 3
❖ Raquel Leão Orfali
❖ Mariana Colombini Zaniboni
❖ Valéria Aoki

Capítulo 3 Biológicos na Psoríase 13
❖ Ricardo Romiti

Capítulo 4 Biológicos na Urticária 31
❖ Roberta Fachini Jardim Criado
❖ Paulo Ricardo Criado

Capítulo 5 Biológicos na Oncologia Cutânea 41
❖ Denis R. Miyashiro

Capítulo 6 Biológicos na Hidradente Supurativa 85
❖ Maria Cecilia M. Rivitti Machado
❖ Bruno Leonardo Silva

Capítulo 7 Biológicos nas Dermatoses Bolhosas 95
❖ Denise Myiamoto
❖ Cláudia W. Santi
❖ Celina W. Maruta
❖ Valéria Aoki

XV

Capítulo 8   Biológicos nas Colagenoses 107
- Marcelo Arnone
- Luciena Cegato Martins Ortigosa
- Ricardo Romiti

Índice Remissivo 131

Biológicos na Dermatologia

Ricardo Romiti

INTRODUÇÃO

Em 1975, um grupo de pesquisadores liderados por Cesar Milstein, Georges Kohler e Niels Jeme descreveu de forma original a tecnologia para o desenvolvimento de anticorpos monoclonais. A fusão das células imortais de origem tumoral com linfócitos B produtores de anticorpos levou à produção dos chamados hibridomas, permitindo a síntese contínua de anticorpos idênticos ou "monoclonais", produzidos para reagir com antígenos específicos. Milstein, Kohler e Jeme foram congraçados com o prêmio Nobel de Medicina em 1984.[1]

Desde a década de 1980, o uso terapêutico dos anticorpos monoclonais se tornou uma realidade, e o uso dos imunobiológicos gradativamente se transferiu dos laboratórios de pesquisa para o receituário médico. O grande desafio no desenvolvimento de um medicamento biológico se reflete no *design* estrutural da nova droga. Uma vez determinado o alvo específico da droga na cascata imunológica, técnicas de DNA recombinante levam ao desenvolvimento de uma proteína que irá interagir de forma específica e pontual com seu alvo, ativando-o ou desativando-o. A complexidade do processo de produção de tais moléculas se resume na conhecida e difundida frase: "o processo é o produto".

BIOLÓGICOS NA MEDICINA

Estamos em pleno século XXI, época em que tivemos a lapidação e a multiplicação das terapias imunobiológicas nos mais diversos campos da Medicina, abrangendo desde a oncologia até as doenças inflamatórias crônicas, como lúpus, doença de Crohn e artrite reumatoide. Já está claro que essas drogas, apesar de seu alto custo, muitas vezes representam a única medida terapêutica eficaz para casos refratários, graves e rapidamente progressivos da doença. Salvam vidas e levam a melhoria do bem-estar físico e psíquico de milhões de indivíduos.

Por outro lado, o alto custo dessas medicações é explicado pela tecnologia de ponta necessária para seu desenvolvimento, o custo material e de pessoal especializado, bem como a pesquisa e o tempo empregado em vários estudos clínicos envolvendo milhares de doentes, o que se faz necessário até que a medicação alcance o mercado. Tais gastos têm sido crescentes. Na Europa, por exemplo, enquanto no final da década de 1970 eram realizados cerca de 30 estudos envolvendo aproximadamente 1.500 doentes para o lançamento de uma nova droga, na atualidade são realizados mais de 70 estudos com mais de 4.200 doentes para cada nova medicação.

Na Dermatologia, os estudos e as indicações das drogas biológicas têm se expandido consideravelmente. Doenças com grande impacto na qualidade de vida dos pacientes, como a psoríase, agora podem ser perfeitamente controladas de maneira eficaz e segura por longos períodos. Anticorpos anti-TNF, bem como os biológicos anti-interleucina 12/23 e 17, já fazem parte do receituário do dermatologista.[2,3]

Enquanto nas áreas da oncologia cutânea, urticária crônica e hidradenite supurativa tais drogas também já representam uma realidade, em outras patologias como vitiligo e alopecia areata os estudos ainda estão em andamento à procura do alvo terapêutico ideal.[4,5]

PERSPECTIVAS FUTURAS

A quebra de patentes e o surgimento exponencial dos chamados biossimilares provavelmente permitirão que mais pessoas num futuro bastante próximo tenham acesso aos imunobiológicos. Se tal explosão for aliada a medidas rigorosas de controle, permitindo a obtenção de drogas seguras e de baixo custo, o benefício será imensurável.[6,7]

REFERÊNCIAS BIBLIOGRÁFICAS

1. www.nobelprize.org/nobel_prizes/medicine/laureates/.
2. Menter A, Griffiths CEM. Current and future management of psoriasis. Lancet 2007; 370:272-84.
3. Nestle FO, Kaplan DH, Barker J. Psoriasis. N Engl J Med 2009; 361(5):496-509.
4. Fathi R, Armstrong AW. The role of biologic therapies in dermatology. Med Clin North Am. 2015;99(6):1183-94.
5. Rotte A, Bhandaru M, Zhou Y, McElwee KJ. Immunotherapy of melanoma: present options and future promises. Cancer Metastasis Rev. 2015 Mar;34(1):115-28.
6. Eleryan MG, Akhiyat S, Rengifo-Pardo M, Ehrlich A. Biosimilars: potential implications for clinicians. Clin Cosmet Investig Dermatol. 2016;9:135-42.
7. de la Cruz C, de Carvalho AV, Dorantes GL, Londoño Garcia AM, Gonzalez C, Maskin M, Podoswa N, Redfern JS, Valenzuela F, van der Walt J, Romiti R. Biosimilars in psoriasis: Clinical practice and regulatory perspectives in Latin America. J Dermatol. 2017 Jan;44(1):3-12.

Biológicos na Dermatite Atópica

Raquel Leão Orfali
Mariana Colombini Zaniboni
Valéria Aoki

INTRODUÇÃO

A dermatite atópica (DA) é uma doença cutânea inflamatória crônica, caracterizada por prurido intenso, pele xerótica e um aumento da colonização da pele pelo *Staphylococcus aureus* (*S. aureus*) em mais de 90% dos pacientes com DA, comparados a indivíduos sadios.[1]

A prevalência da DA é elevada, afetando cerca de 25% das crianças e 10% dos adultos, com maior incidência nos climas com baixa umidade, baixos índices de radiação ultravioleta e baixas temperaturas.[2,3] A patogenia da doença é multifatorial e complexa, abrangendo alterações imunológicas, da barreira cutânea e fatores genéticos.

Do ponto de vista imunológico, encontramos aumento de IgE sérica (70-80%), eosinofilia, ativação crônica de macrófagos, secreção elevada de fator estimulador de colônia de granulócitos e macrófagos (GM-CSF), prostaglandina E2 (PGE2), interleucinas (IL)-4, 5, 10, 13, 17 e 22, ativação e liberação de histamina pelos basófilos e diminuição de IFN-γ.[4,5]

Dentre as alterações imunológicas, no que diz respeito à imunidade adaptativa, na fase aguda da pele com DA, ocorre a predominância de citocinas de padrão linfocitário tipo Th2 (IL-4, IL-5, IL-10, 13 e 31), enquanto na fase crônica predominam citocinas tipo Th1 (IL-12 e IFN-γ).[1,3] Recentemente o paradigma Th1/Th2 na DA tem sido revisado. No modelo atual proposto, evidencia-se relevante papel de novos subtipos celulares, como Th17 e Th22.[6-8]

Com relação à imunidade inata, sabe-se que os queratinócitos e as células apresentadoras de antígenos (APC) na pele expressam receptores de reconhecimento de padrão molecular associados a patógenos, os *toll-like receptors* (TLR). Quando estimulados por microrganismos ou injúrias teciduais, esses receptores induzem a liberação de peptídeos antimicrobianos, citocinas e quimiocinas. Dentre eles, destacamos três peptídeos antimicrobianos humanos: β-defensinas 2 e 3 (HBD-2 e HBD-3) e catelicidina (LL-37).[9] A HBD-2 é efetiva no combate a microrganismos gram-negativos como *Escherichia coli, Pseudomonas aeruginosa* e leveduras. A HBD-3 e a LL-37 apresentam atividade mais potente e de amplo espectro, sendo eficazes contra microrganismos gram-negativos e positivos.[9,10] Indivíduos com DA apresentam redução da função dos TLR e falha nesse processo de proteção, bem como nos peptídeos antimicrobianos, promovendo uma predisposição maior às infecções cutâneas, sobretudo pelo *S. aureus*.[11]

Além das alterações imunológicas, a DA apresenta também importantes alterações na barreira cutânea, como alterações na quantidade e na qualidade dos lipídeos intercelulares, elevação do pH da superfície da pele, bem como comprometimento da expressão de proteínas importantes da epiderme como a filagrina e as *tight junctions*,[12] e alterações da resposta do sistema imune inato.[13,14]

Essas alterações da barreira levam a uma maior permeabilidade cutânea com aumento da perda de água transepidérmica (TEWL) e expõem a pele a agressões externas, como a maior facilidade na entrada de antígenos externos,[15] inclusive antígenos alimentares como o amendoim,[16] e maior suscetibilidade a infecções, em especial por vírus, como do herpes simples, do molusco contagioso e da verruga vulgar,[17] e pelo *S. aureus*.[13,15,18] A consequência final dessas alterações e agressões externas é a inflamação. Por outro lado, a própria inflamação culmina em alterações da barreira, por exemplo, a redução da expressão da filagrina na presença das IL-4 e 13.[19] Portanto, o controle da inflamação na DA torna-se fundamental para a recuperação da barreira cutânea.

TERAPÊUTICA CONVENCIONAL NA DA

A terapêutica de primeira linha para o tratamento da DA consiste no uso de emolientes e corticosteroides tópicos. Dentre as medicações sistêmicas utilizadas, ainda não há nenhuma aprovada especificamente para o uso na DA. As drogas utilizadas são drogas aprovadas para uso em outras dermatoses inflamatórias, por exemplo, a psoríase. O uso de corticosteroides sistêmicos não é recomendado devido aos efeitos adversos (por exemplo: supressão do eixo hipotálamo-hipofisário-adrenal) e/ou risco de efeito rebote após suspensão da terapia.[20]

Anti-histamínicos

Não há evidências com relação ao controle do prurido da DA. Estudos recentes demonstram que os anti-H1 e ant-H4 podem colaborar com a manutenção da integridade da barreira cutânea, porém mais estudos ainda precisam ser desenvolvidos.[21] No geral, os sedantes possuem melhor ação que não sedantes, e isso pode ser consequência do efeito sedativo dos mesmos.[20,22]

Fototerapia

Dentre as fontes utilizadas, o ultravioleta B de banda estreita parece ser a mais indicada, enquanto a exposição solar é a menos efetiva. Vários protocolos são utilizados e parecem ter a mesma eficácia.[20]

Como efeitos adversos, destacamos o dano actínico, o eritema pós- exposição e o prurido, que porém em geral são leves e sem grandes consequências. Deve ser evitado em associação com a ciclosporina e drogas que possam levar a fotoalergia ou fotossensibilidade.[20]

Antibióticos

Devem ser utilizados quando há evidências clínicas de infecção. Deve-se dar preferência ao tratamento sistêmico devido ao risco de resistência bacteriana. A droga escolhida deverá ser efetiva no combate ao *S. aureus*.

Ciclosporina

Tem sido classificada como terapia sistêmica de primeira linha, e é a única aprovada para a DA em alguns países europeus. Tem ação imunossupressora sobre os linfócitos T e era originariamente utilizada para evitar rejeição em transplantes de órgãos.[20]

A dose diária utilizada varia entre 3 e 4 mg/kg, e a resposta pode ser notada em alguns casos a partir da 2ª semana.[23] Pode ser utilizada tanto em crianças quanto em adultos, apesar de mais bem tolerada em crianças. Seu uso deve ser por períodos curtos, com tempo máximo de tratamento de 1 ano.[20,23,24]

A ciclosporina atravessa a barreira placentária e é excretada no leite, devendo ser evitada na gestação e na lactação. Está associada a tumores cutâneos e desenvolvimento de linfoma. Pode levar a alterações renais, hipertensão, hirsutismo e hiperplasia gengival. Deve ser evitada em indivíduos com história de longos tratamentos com fototerapia.[20,23,25]

Azatioprina

Segunda opção no tratamento sistêmico da DA,[24] a azatioprina é um análogo da purina, que inibe a síntese de DNA, inibindo especialmente células com alto grau de proliferação como os linfócitos.[20]

Costuma ser usada na dose de 1 a 3 mg/kg/dia e pode levar até 12 semanas para se obter resposta terapêutica. Pode ser usado em crianças. Não deve ser associada à fototerapia. Contraindicada na gestação, e não há dados sobre a sua presença na excreção do leite.[20,25]

Dentre os efeitos colaterais, destacam-se náuseas, vômitos, anorexia, leucopenia, supressão medular e aumento de enzimas hepáticas.

Metotrexato

O metotrexato reduz a síntese das purinas e a síntese de DNA e RNA e parece inibir a proliferação de linfócitos. É considerado terceira linha de tratamento[20,24] e recomendado para os casos refratários de DA.[20]

A dose utilizada varia de 7,5 a 25 mg/semana, dividida em 2 tomadas em 1 dia da semana, e seu efeito aparece em aproximadamente 10 semanas. A dose inicial poderá ser aumentada após 12 a 16 semanas de uso sem resposta. O uso de ácido fólico durante o tratamento é recomendado. Seguro e bem tolerado na infância, é no entanto contraindicado na gestação e na lactação.[20]

Dentre os principais efeitos adversos agudos, estão náuseas, cefaleia, fadiga e alterações visuais, enquanto entre os efeitos adversos crônicos mais frequentes estão insuficiência hepática, fibrose pulmonar, aplasia medular e risco de infecções. A ação carcinogênica da droga ainda não foi determinada.[20,25]

IMUNOBIOLÓGICOS NA DA

Nos últimos anos, com a identificação de novos receptores, citocinas e mediadores, que contribuem com a perpetuação da inflamação na DA, houve um aumento da necessidade de novos medicamentos alvo-específicos. Em comparação com outras doenças inflamatórias e malignas, tem havido grande crescimento de novas drogas para o tratamento da DA, bem como das expectativas de resultados.

Algumas drogas se mostraram ineficazes ou com estudos muito pequenos, mas drogas novas encontram-se em variadas fases de ensaios clínicos específicos para o tratamento da dermatite atópica, mas ainda sem resultados publicados, ou apenas resultados parciais.

Alvo CD20

Rituximabe

Anticorpo monoclonal quimérico humano-murino que se liga à glicoproteína CD20 dos linfócitos B. Usado inicialmente em linfomas, foi posteriormente empregado em diversas doenças inflamatórias autoimunes como artrite reumatoide e pênfigo vulgar.[26] Foi utilizado em poucos casos de DA, com doses variando entre 500 e 1000 mg EV a cada 15 dias. Os trabalhos com dose de 1000 mg obtiveram bons resultados,[27] enquanto o uso de 500 mg parece pouco efetivo.[28]

Alvo IgE
Omalizumabe

Registrado para uso em asma e urticária crônica. A dose utilizada é de 300 mg por via subcutânea a cada 4 semanas. Os estudos, em geral com poucos pacientes, variam de 16 a 24 semanas de uso, com resultados variados. Em levantamento dos estudos com omalizumabe em DA, em um total de 174 pacientes, 129 apresentaram melhora (74,1%).[29] Os dados ainda são limitados para se determinar a eficácia do omalizumabe na DA.[20] É um anticorpo monoclonal anti-IgE, que regula a expressão do receptor FCεRI. Uma vez que o papel da IgE na DA é controverso, a eficácia do tratamento anti-IgE também é discutida.

Ligelizumabe

Anticorpo monoclonal com maior afinidade para IgE do que o omalizumabe. Encontra-se em fase II para adultos com DA moderada a grave, mas os resultados ainda não foram publicados. Também em fase II para tratamento de asma, penfigoide bolhoso e urticária crônica idiopática.[2]

Alvo IL-4 e/ou IL-13
Dupilumabe

Anticorpo monoclonal humano dirigido contra a subunidade α do receptor de IL-4 e IL-13. As fases I e II já foram encerradas em adultos com DA moderada a grave, e a fase III encontra-se quase completa. Dupilumabe mostrou-se eficaz na redução significativa da gravidade da DA, avaliada pelo EASI (*Eczema Area and Severity Index*) e IGA (*Investigator's Global Assessment*), com redução importante do prurido avaliada pela escala NRS (*Numerical Rating Scale*). A redução do EASI ocorreu na semana 2 do início do tratamento, com redução máxima na semana 7 (redução média de 75%).[30,31] Poucos efeitos adversos foram relatados, como: nasofaringite, conjuntivite, cefaleia, infecções pelo vírus do herpes. Também se observou redução dos níveis séricos de TARC (*thymus and activation-regulated chemokine*-CCL17) e IgE. Dose 300 mg via subcutânea semanal, sendo e até o momento o imunobiológico mais promissor para tratamento da DA.

Lebriquizumabe e traloquinumabe

Anticorpos monoclonais dirigidos anti-IL-13. Ambos encontram-se em fase II de ensaios clínicos. A estrutura da IL-13 é parecida com a da IL-4, com uma sequência de similaridade em torno de 30% sendo ambas específicas para a linhagem Th2. Uma vez que a IL-4 é crucial para desenvolvimento e manutenção da resposta Th2, a IL-13 induz a produção de IgE e a quimiotaxia de algumas células efetoras alérgicas. Testados inicialmente para tratamento de asma, doença pulmonar obstrutiva crônica e fibrose pulmonar idiopática. Estudos em DA estão recrutando pacientes.[2,32]

Alvo IL-22

Fezaquinumabe (ILV-094)

É um anticorpo monoclonal anti-IL-22, que é originário de células tanto Th22 quanto Th17, que estão aumentadas nas lesões de DA e correlacionadas com a gravidade da DA.[12] Encontra-se em fase II de estudo para adultos com DA moderada a grave.[32]

Alvo IL-12p40/IL-23

Ustequinumabe

Anticorpo monoclonal contra a subunidade p40 compartilhada pelas citocinas IL-12 e IL-23, que bloqueia a progressão de respostas imunes inflamatórias tipos Th1 e Th17. Apesar de a DA ser uma doença predominantemente Th2, existe também um componente Th1, mais acentuado na fase crônica da DA, acompanhado por modestos aumentos de células TH17 em sangue periférico e amostras de tecido de indivíduos com DA. Isso nos leva a considerar seu uso para tratamento DA crônica e intrínseca. Fase II de estudo na DA foi finalizada no Japão, com resultados ainda não divulgados.[2]

Alvo IL-31

Nemolizumabe

É um anticorpo monoclonal dirigido contra o receptor A da IL-31 (IL-31RA). A IL-31 é secretada por células T ativadas e células Th2, e é considerada citocina-chave na indução do prurido. Ainda não se sabe se sua indicação de uso teria algum efeito sobre as lesões cutâneas da DA ou se ficaria restrito ao controle do prurido. Encontra-se em fase II de estudo, sem resultados publicados (Tabela 2.1 e Figura 2.1).[2,18]

Muitas drogas novas direcionadas à inibição de moléculas-chave da inflamação na DA estão sendo testadas. Os resultados publicados são promissores, sendo o dupilumabe o medicamento imunobiológico pioneiro para uso em DA, recentemente aprovado para essa indicação pela FDA (US Food and Drug Administration).

Tabela 2.1. Imunobiológicos

Alvo	Droga	Estrutura	Estudos	n	Tempo	Resultados	Efeitos adversos
CD20	Rituximabe	anticorpo monoclonal quimérico humano-murino anti-CD20	Simon D et al. 2008[27]	6	4-8 semanas	Melhora EASI em até 70%	Ausentes neste estudo
			Sedivá A et al. 2008[28]	2		Piora	
IgE	Omalizumabe	Anticorpo monoclonal contra receptor Fc de alta afinidade da IgE circulante	Sheinkopf LE et al. 2008[33]	21		Melhora clínica e estatística	
			Kim DH et al. 2013[34]	10		7 indivíduos com melhora e 3 sem resposta	
			Lane JE et al. 2006 (de 10 a 13 anos)[35]	3		Bons resultados	Ausentes neste estudo
			Fernández-Antón Martínez et al. 2012[36]	9		9 melhora na qualidade de vida e 2 melhora do eczema	
			Belloni B. et al. 2007[37]	11			
			Heil PM et al. 2010[38]	20	16 semanas	Sem eficácia lesões clínicas	
			Krathen RA et al. 2005[39]	3			
			Estudo fase IV – ADAPT (de 4 a 19 anos)			Em andamento	
	Ligelizumabe	Anticorpo monoclonal humanizado contra IgE	Estudo fase II			Encerrado mas não publicado	
IL-13	Lebriquizumabe e tralokinumabe	Anticorpo monoclonal humano contra IL-13	Estudo fase II			Em andamento	
IL-4	Dupilumabe	Anticorpo monoclonal totalmente humano contra subunidade alfa do receptor IL-4	Estudos fases I e II		4 semanas monoterapia	Melhora rápida EASI e prurido	Semelhantes ao placebo
					12 semanas	Melhora EASI 50% em 85% pacientes	
			Fase III			Em andamento	
	Pitrakinra	Proteína IL-4 recombinante humana	Fase II		4 semanas	Encerrado, sem publicação	

Continua

Continuação

Alvo	Droga	Estrutura	Estudos	n	Tempo	Resultados	Efeitos adversos
IL12p40/23	Ustequinumabe	Anticorpo monoclonal humano capaz de se ligar especificamente com a subunidade p40 da IL-12 e IL-23	Fernández-Antón et al. 2014[40]	4		Melhora do prurido e SCORAD	
			Fase II			Em andamento	
IL-22	Fezaquinumabe (ILV-094)		Fase II			Em andamento	
IL-31	Nemolizumabe		Fase II			Em andamento	
LFA-3	Alefacepte	Proteína humana dimérica de fusão que bloqueia a interação entre LFA-3 e CD2	Moul et al. 2008[41]	9	16 semanas	Bons resultados clínicos em 2 pacientes	Bem tolerado
			Simon D et al. 2008[42]	10	12 semanas	10 com melhora e manutenção por pelo menos 10 semanas após término do tratamento	
TNF-α	Etanercepte	Proteína humana recombinante de fusão que bloqueia atividade do TNF-α				Resultados contraditórios, poucos pacientes	
	Infliximabe	Anticorpo monoclonal quimérico anti-TNF-α	Jacobi A et al. 2005	9	38 semanas	Boa resposta na semana 2, mas apenas 2 pacientes mantiveram melhora ao final tratamento	
			Cassano et al. 2006	1		Bons resultados mesmo após 3 anos	
	Adalimumabe					Sem resultados em DA	
TSLP	AMG 157	Anticorpo monoclonal humano contra TSLP	Fase I			Encerrado, sem publicação	

n: número de indivíduos, CD20: linfócito B antígeno CD20+, IgE: imunoglobulina E, IL-1: interleucina 1, IL-4: interleucina 4, IL-12: interleucina 12, IL-23: interleucina 23, IL-22: interleucina 22, IL-31: interleucina 31, LFA-3: lymphocyte function-associated antigen 1, TNF-α: fator de necrose tumoral α, TSLP: thymic stromal lymphopoietin.

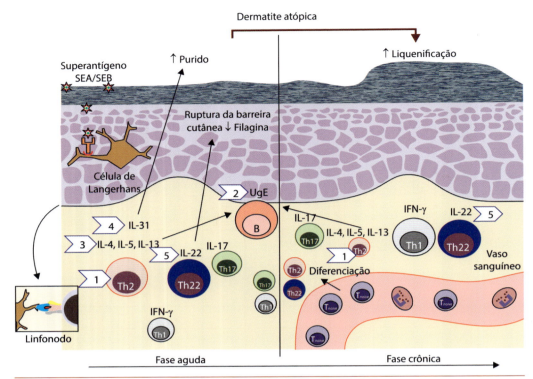

Figura 2.1. Ilustração esquemática das fases aguda e crônica da DA e possíveis alvos terapêuticos. Defeitos de barreira na pele com DA levam à entrada de antígenos, processados por células de Langerhans (epiderme) e por células dendríticas (derme), induzindo à ativação imune e ao recrutamento de células inflamatórias. Na fase aguda da DA, ocorre ativação importante do perfil Th2 e Th22, com menor participação do eixo Th1 e Th17. A produção de citocinas IL-4, IL-5 e IL-13, por LT e DC, induz a ativação e recrutamento de células imunes adicionais. Ressalta-se, ainda na fase aguda, a produção elevada de IL-31, mediador importante do prurido na DA. A ativação progressiva da resposta inflamatória de perfil Th1 e a progressão da ativação do eixo Th2 e Th22 são características da fase crônica da DA. A produção de citocinas, especialmente de IL-22, impacta nas proteínas de diferenciação terminal.[2,8] Alvos na dermatite atópica: 1. Rituximabe, 2. Omalizumabe, Ligelizumabe, 3. Dupilumabe, Lebriquizumabe. 4. Nemolizumabe, 5. Fezaquinumabe.

REFERÊNCIAS BIBLIOGRÁFICAS

1. Leung DY. New insights into atopic dermatitis: role of skin barrier and immune dysregulation. Allergol Int. 2013;62(2):151-61.
2. Wang D, Beck LA. Immunologic targets in atopic dermatitis and emerging therapies: An update. American Journal of Clinical Dermatology. 2016.
3. Leung DY, Boguniewicz M, Howell MD, Nomura I, Hamid QA. New insights into atopic dermatitis. J Clin Invest. 2004;113(5):651-7.
4. Leung DYM. New insights into atopic dermatitis: role of skin barrier and immune dysregulation. Allergology International. 2013;62(2):151-61.
5. Orfali RL, Sato MN, Dos Santos VG, Titz TO, Duarte AS, Takaoka R, et al. Atopic dermatitis in adults: Augmented circulating IgG4 and IgE antibodies against Staphylococcus aureus enterotoxin B. Journal of Investigative Dermatology. 2013;133:S44-S.
6. Hayashida S, Uchi H, Moroi Y, Furue M. Decrease in circulating Th17 cells correlates with increased levels of CCL17, IgE and eosinophils in atopic dermatitis. J Dermatol Sci. 2011;61(3):180-6.
7. Koga C, Kabashima K, Shiraishi N, Kobayashi M, Tokura Y. Possible pathogenic role of Th17 cells for atopic dermatitis. J Invest Dermatol. 2008;128(11):2625-30.

8. Gittler JK, Shemer A, Suarez-Farinas M, Fuentes-Duculan J, Gulewicz KJ, Wang CQ, et al. Progressive activation of T(H)2/T(H)22 cytokines and selective epidermal proteins characterizes acute and chronic atopic dermatitis. J Allergy Clin Immunol. 2012;130(6):1344-54.
9. De Benedetto A, Agnihothri R, McGirt LY, Bankova LG, Beck LA. Atopic dermatitis: a disease caused by innate immune defects? J Invest Dermatol. 2009;129(1):14-30.
10. Pinchuk IV, Beswick EJ, Reyes VE. Staphylococcal enterotoxins. Toxins (Basel). 2010;2(8):2177-97.
11. Turksen K, Troy TC. Barriers built on claudins. J Cell Sci. 2004;117(Pt 12):2435-47.
12. Batista DIS, Perez L, Orfali RL, Zaniboni MC, Samorano LP, Pereira NV, et al. Profile of skin barrier proteins (filaggrin, claudins 1 and 4) and Th1/Th2/Th17 cytokines in adults with atopic dermatitis. Journal of the European Academy of Dermatology and Venereology. 2015;29(6):1091-5.
13. Elias PM, Schmuth M. Abnormal skin barrier in the etiopathogenesis of atopic dermatitis. Current Opinion in Allergy and Clinical Immunology. 2009;9(5):437-46.
14. Cork MJ, Danby SG, Vasilopoulos Y, Hadgraft J, Lane ME, Moustafa M, et al. Epidermal barrier dysfunction in atopic dermatitis. Journal of Investigative Dermatology. 2009;129(8):1892-908.
15. Brown SJ, McLean WH. One remarkable molecule: filaggrin. J Invest Dermatol. 2012;132(3 Pt 2):751-62.
16. Brough HA, Liu AH, Sicherer S, Makinson K, Douiri A, Brown SJ, et al. Atopic dermatitis increases the effect of exposure to peanut antigen in dust on peanut sensitization and likely peanut allergy. J Allergy Clin Immunol. 2015;135(1):164-70.
17. De Benedetto A, Slifka MK, Rafaels NM, Kuo IH, Georas SN, Boguniewicz M, et al. Reductions in claudin-1 may enhance susceptibility to herpes simplex virus 1 infections in atopic dermatitis. Journal of Allergy and Clinical Immunology. 2011;128(1):242-U407.
18. Werfel T, Allam JP, Biedermann T, Eyerich K, Gilles S, Guttman-Yassky E, et al. Cellular and molecular immunologic mechanisms in patients with atopic dermatitis. J Allergy Clin Immunol. 2016;138(2):336-49.
19. Howell MD, Kim BE, Gao P, Grant AV, Boguniewicz M, DeBenedetto A, et al. Cytokine modulation of atopic dermatitis filaggrin skin expression. J Allergy Clin Immunol. 2009;124(3 Suppl 2):R7-R12.
20. Sidbury R, Davis DM, Cohen DE, Cordoro KM, Berger TG, Bergman JN, et al. Guidelines of care for the management of atopic dermatitis: section 3. Management and treatment with phototherapy and systemic agents. J Am Acad Dermatol. 2014;71(2):327-49.
21. De Benedetto A, Yoshida T, Fridy S, Park JE, Kuo IH, Beck LA. Histamine and skin barrier: are histamine antagonists useful for the prevention or treatment of atopic dermatitis? J Clin Med. 2015;4(4):741-55.
22. Ohsawa Y, Hirasawa N. The role of histamine H1 and H4 receptors in atopic dermatitis: from basic research to clinical study. Allergol Int. 2014;63(4):533-42.
23. Schmitt J, Schmitt N, Meurer M. Cyclosporin in the treatment of patients with atopic eczema - a systematic review and meta-analysis. J Eur Acad Dermatol Venereol. 2007;21(5):606-19.
24. Roekevisch E, Spuls PI, Kuester D, Limpens J, Schmitt J. Efficacy and safety of systemic treatments for moderate-to-severe atopic dermatitis: a systematic review. J Allergy Clin Immunol. 2014;133(2):429-38.
25. Denby KS, Beck LA. Update on systemic therapies for atopic dermatitis. Curr Opin Allergy Clin Immunol. 2012;12(4):421-6.
26. Bennett DD, Ohanian M, Cable CT. Rituximab in severe skin diseases: target, disease, and dose. Clin Pharmacol. 2010;2:135-41.
27. Simon D, Hösli S, Kostylina G, Yawalkar N, Simon HU. Anti-CD20 (rituximab) treatment improves atopic eczema. J Allergy Clin Immunol. 2008;121(1):122-8.
28. Sedivá A, Kayserová J, Vernerová E, Poloucková A, Capková S, Spísek R, et al. Anti-CD20 (rituximab) treatment for atopic eczema. J Allergy Clin Immunol. 2008;121(6):1515-6; author reply 6-7.
29. Holm JG, Agner T, Sand C, Thomsen SF. Omalizumab for atopic dermatitis: case series and a systematic review of the literature. Int J Dermatol. 2016.
30. Simpson EL, Bieber T, Eckert L, Wu R, Ardeleanu M, Graham NM, et al. Patient burden of moderate to severe atopic dermatitis (AD): Insights from a phase 2b clinical trial of dupilumab in adults. J Am Acad Dermatol. 2016;74(3):491-8.
31. Simpson EL, Gadkari A, Worm M, Soong W, Blauvelt A, Eckert L, et al. Dupilumab therapy provides clinically meaningful improvement in patient-reported outcomes (PROs): A phase IIb, randomized, placebo-controlled, clinical trial in adult patients with moderate to severe atopic dermatitis (AD). J Am Acad Dermatol. 2016;75(3):506-15.
32. Lauffer F, Ring J. Target-oriented therapy: Emerging drugs for atopic dermatitis. Expert Opin Emerg Drugs. 2016;21(1):81-9.
33. Sheinkopf LE, Rafi AW, Do LT, Katz RM, Klaustermeyer WB. Efficacy of omalizumab in the treatment of atopic dermatitis: a pilot study. Allergy Asthma Proc. 2008;29(5):530-7.
34. Kim DH, Park KY, Kim BJ, Kim MN, Mun SK. Anti-immunoglobulin E in the treatment of refractory atopic dermatitis. Clin Exp Dermatol. 2013;38(5):496-500.

35. Lane JE, Cheyney JM, Lane TN, Kent DE, Cohen DJ. Treatment of recalcitrant atopic dermatitis with omalizumab. J Am Acad Dermatol. 2006;54(1):68-72.
36. Fernández-Antón Martínez MC, Leis-Dosil V, Alfageme-Roldán F, Paravisini A, Sánchez-Ramón S, Suárez Fernández R. Omalizumab for the treatment of atopic dermatitis. Actas Dermosifiliogr. 2012;103(7):624-8.
37. Belloni B, Ziai M, Lim A, Lemercier B, Sbornik M, Weidinger S, et al. Low-dose anti-IgE therapy in patients with atopic eczema with high serum IgE levels. J Allergy Clin Immunol. 2007; 120. United States: 1223-5.
38. Heil PM, Maurer D, Klein B, Hultsch T, Stingl G. Omalizumab therapy in atopic dermatitis: depletion of IgE does not improve the clinical course - a randomized, placebo-controlled and double blind pilot study. J Dtsch Dermatol Ges. 2010;8(12):990-8.
39. Krathen RA, Hsu S. Failure of omalizumab for treatment of severe adult atopic dermatitis. J Am Acad Dermatol. 2005;53(2):338-40.
40. Fernandez-Anton Martinez MC, Alfageme Roldan F, Ciudad Blanco C, Suarez Fernandez R. Ustekinumab in the treatment of severe atopic dermatitis: a preliminary report of our experience with 4 patients. Actas Dermosifiliogr. 2014;105(3):312-3.
41. Moul DK, Routhouska SB, Robinson MR, Korman NJ. Alefacept for moderate to severe atopic dermatitis: a pilot study in adults. J Am Acad Dermatol. 2008;58(6):984-9.
42. Simon D, Wittwer J, Kostylina G, Buettiker U, Simon HU, Yawalkar N. Alefacept (lymphocyte function-associated molecule 3/IgG fusion protein) treatment for atopic eczema. J Allergy Clin Immunol. 2008;122(2):423-4.
43. FDA Approves new eczema drug. Em: https://www.fda.gov/NewsEvents/Newsroom/.../ucm549078.htm. Acesso 2 de abril 2017.

Biológicos na Psoríase

3

Ricardo Romiti

CONCEITOS ATUAIS

Introdução

A psoríase caracteriza uma doença inflamatória sistêmica, crônica e recorrente, de base imunogenética. De ocorrência universal, acomete igualmente ambos os sexos. Galeno (133-200 d.C.) cunhou a palavra psoríase, do grego *psora*, prurido. Porém, coube a Robert Willan (1757-1812), no início do século XIX, a caracterização criteriosa e precisa da psoríase, bem como a descrição de suas diferentes variantes clínicas. Foi só em 1841 que a psoríase pôde ser definitivamente separada da hanseníase por Ferdinand von Hebra (1816-1880).[1]

A psoríase acomete igualmente ambos os sexos, podendo se iniciar em qualquer faixa etária. Tende a ser mais frequente em países distantes da linha do equador. Dados relativos à prevalência e à incidência da psoríase são extemamente variáveis de acordo com a faixa etária e a população estudada. Em crianças, a prevalência varia de 0% em Taiwan a 1,37% na Alemanha, e em adultos varia de 0,51% numa população específica dos EUA (indivíduos com deficiência e/ou idade acima dos 65 anos) a 11,43% na Noruega.[2] No Brasil, dados recentes estimam a prevalência da psoríase em torno de 1,3%, com maiores índices nos estados do Sul e do Sudeste.[3] A incidência em crianças é estimada em 40,8/100.000 pessoas-ano nos EUA, e em adultos varia de 78,9/100.000 pessoas-ano (EUA) a 230/100.000 pessoas-ano (Itália). Nos EUA, pôde-se verificar, nas últimas três décadas, aumento de duas vezes na incidência na população adulta e branca.[2]

É considerada rara em negros da África Ocidental e em afroamericanos. A incidência é baixa no Japão e praticamente inexistente entre indígenas das Américas do Norte e do Sul.[2]

ETIOPATOGENIA

Apesar dos avanços nas duas décadas, a causa da psoríase permanece desconhecida. Trata-se de uma doença inflamatória crônica da pele associada a uma série de manifestações sistêmicas e com predisposição poligênica cujo fator desencadeante ainda não foi identificado.[4]

Complexas alterações no crescimento e diferenciação epidérmica e múltiplas anormalidades bioquímicas, imunológicas e vasculares, além da relação não compreendida com o sistema nervoso, estão envolvidas na etiopatogênese da psoríase. No passado, considerava-se o distúrbio dos queratinócitos a base etiopatogênica da psoríase; entretanto, atualmente, sabe-se tratar-se de uma alteração inicialmente imunológica, mediada pela resposta Th1, Th17 e Th22, principalmente.[4,5] Estudos recentes *in vitro* e especialmente *in vivo*, com modelos animais, trazem evidências de que não há uma célula principal no desencadeamento da psoríase, mas sim uma interação entre os diferentes tipos celulares que compõem o sistema imune, dentre as quais podemos citar, além de linfócitos T, células dendriticas, macrófagos, mastócitos e neutrófilos.

O componente genético envolvido na etiologia da psoríase pode ser evidenciado por meio de estudos sobre a incidência familiar, incidência de casos na prole, grau de concordância entre gêmeos e identidade de antígenos de histocompatibilidade (HLA). Múltiplos HLAs têm sido associados à psoríase, especialmente HLA-Cw6, HLA-B13, HLA-B17, HLA-B37, HLA-DR7, HLA-B46, HLA-B57, HLA-Cw1 e HLA-DQ9. Estudos recentes revelam loci de suscetibilidade denominados Psors, localizados nos cromossomos 6p, 17q, 4q,e 1q.[6,7]

Do ponto de vista genético, Henseler e Christophers propuseram a existência de duas formas diferentes de psoríase: tipo I, com início antes dos 40 anos, incidência familiar, manifestações clínicas mais exuberantes e forte associação com HLA, e tipo II, com idade de início depois dos 40 anos, menor prevalência familiar e menor correlação com HLA.

Estudos populacionais com gêmeos monozigóticos demonstram haver também a participação de fatores ambientais no processo, entre eles trauma cutâneo, infecções (estreptococo β-hemolítico – psoríase em gotas, HIV), drogas (lítio, betabloqueadores, inibidores da enzima de conversão da angiotensina, antimaláricos, anti-inflamatórios não hormonais e interrupção de corticosteroide, este último levando à grave psoríase pustulosa generalizada), fatores psicogênicos/emocionais, distúrbios endócrinos e metabólicos, tabagismo, abuso de álcool, variações climáticas.[8]

Na patogênese, há uma aceleração do ciclo germinativo epidérmico, aumento das células em proliferação e um encurtamento do tempo de renovação celular na epiderme tanto da lesão quanto na pele "normal" do paciente com psoríase. Acredita-se que essa hiperproliferação de queratinócitos se deva a um aumento da quantidade de fator de crescimento epidérmico (EGF), de fator de crescimento e transformação alfa (TGF-α) e da participação de citocinas pró-inflamatórias (IL-1, IL-6, IFN-gama), que atuariam como mitógenos para essas células. Outro mecanismo implicado seria a falha na resposta dos queratinócitos psoriásicos a citoquinas inibitórias (IFN-γ, TNF-α, TGF-β) produzidas por CD8. Para a psoríase em gota, também se descreve a autoimunidade induzida por reação cruzada a antígenos estreptocócicos.[9]

No caso da psoríase pustulosa generalizada, apesar de considerada doença poligênica, estudos em formas familiares de populações europeias e da Tunísia recentemente identificaram mutação do gene *IL36RN*, que codifica o antagonista do receptor da IL36 (chamado IL36Ra nessas famílias), demonstrando herança autossômica recessiva (MIM#614204) da doença nesses grupos estudados.[10]

FATORES DESENCADEANTES

Dentre os principais fatores desencadeantes da psoríase, destacam-se traumatismos locais, infecções bacterianas ou virais, estresse, tabagismo, alcoolismo e o uso de certas medicações como antimaláricos, lítio e betabloqueadores. O uso de anti-inflamatórios não hormonais também tem sido implicado como fator desencadeante da psoríase, no entanto, a alta frequência do uso dessas medicações, principalmente em doentes com artropatia psoriásica, bem como o uso prolongado em doentes com remissão do quadro cutâneo, levanta dúvidas quanto ao seu verdadeiro papel como droga indutora de psoríase.[8,16]

O fenômeno isomórfico de Köbner, originalmente descrito por Heinrich Köbner em 1872, manifesta o surgimento de determinada dermatose em áreas de pele sã após diferentes tipos de trauma local em doentes acometidos pela doença e geneticamente predispostos. A psoríase caracteriza o exemplo clássico do fenômeno de Köbner, ocorrendo em cerca de 1/3 dos doentes com psoríase. As lesões demoram entre 10 e 14 dias para surgir após o trauma. No entanto, o surgimento de lesões após poucos dias ou mesmo somente após anos também é relatado. A patogênese do fenômeno permanece controversa, enfocando principalmente alterações imunológicas e vasculares. A proliferação de mastócitos no tecido em cicatrização e a sua presença em placas de psoríase, bem como a elevada associação do fenômeno isomórfico com HLA CW6 em doentes com psoríase, reforçam a participação de outros mecanismos fisiopatológicos associados. Doentes Köbner-positivos podem se tornar Köbner-negativos com o passar do tempo, e vice-versa, independentemente de quaisquer medidas terapêuticas empregadas.[10]

Outro fenômeno mais recentemente descrito, o fenômeno de Renbök, também designado Köbner reverso, expressa a situação na qual o traumatismo local imposto a uma placa de psoríase resulta no desaparecimento da lesão. Doentes Köbner-positivos classicamente não apresentam o fenômeno de Renbök; os dois eventos parecem mutuamente excludentes.

QUADRO CLÍNICO E DIAGNÓSTICO

A forma mais comum da psoríase é a psoríase em placas ou vulgar presente em até 90% dos doentes, 1/3 dos quais apresenta a forma moderada a grave da doença. Caracteriza-se por placas eritematoescamosas (escamas secas, brancas ou prateadas, aderentes e estratificadas), bem delimitadas, com graus variados de infiltração, podendo variar de milímetros até dezenas de centímetros de extensão. Afeta geralmente de forma simétrica a face de extensão dos membros, couro cabeludo e região sacra. As escamas podem ser finas e pouco aderentes, presentes nas variantes atípicas da infância ou, por vezes, extremamente grosseiras e aderentes – caracterizando a chamada psoríase rupiácea. Frequentemente, a psoríase acomete também as unhas, causando pequenas depressões cupuliformes (unha em dedal ou pits), com onicólise, mancha de óleo (faixa castanha entre onicólise e lúnula) e hiperqueratose subungueal. Com menor frequência pode atingir dobras flexurais (psoríase invertida), em que a sudorese mascara a descamação. Pode também acometer áreas seborreicas (seborríase). Eventualmente, pode atingir mucosas e semimucosas; questiona-se, inclusive, se a língua geográfica, caracterizada por placas esbranquiçadas que tendem a migrar de topografia na superfície lingual, não represente, na realidade, uma variante de psoríase de topografia restrita à língua.

As outras formas de psoríase incluem, principalmente, a psoríase em gotas, pustulosa (generalizada e localizada), invertida, eritrodérmica, palmoplantar, ungueal e artropática.

Os sintomas de prurido e queimação são de frequência e intensidade variáveis na psoríase. A evolução é crônica, com períodos de exacerbação e de acalmia (lesões anulares são características do quadro em remissão).

O diagnóstico da psoríase é eminentemente clínico. Por meio da curetagem metódica de Brocq, obtêm-se dois achados clínicos bastante sugestivos dessa dermatose: sinal da vela (estratificação das escamas) e sinal do orvalho sangrante ou sinal de Auspitz (pequenos pontos de sangramento quando a escama é removida). O halo ou anel de Woronoff (zona clara perilesional) é bastante característico da patologia, porém raramente observado.[11] O exame histopatológico auxilia a diagnose nos casos atípicos ou de dúvida diagnóstica.

COMORBIDADES

O conjunto de fatores de risco para doença cardiovascular, incluindo obesidade abdominal, dislipidemia, hipertensão arterial e intolerância a glicose, tem alta prevalência nos pacientes com psoríase, particularmente naqueles com evolução arrastada e quadro clínico exuberante. A associação de tais fatores caracteriza a síndrome metabólica, que, por sua vez, eleva substancialmente as taxas de mortalidade e de morbidade na população com psoríase. Outros fatores que também aumentam o risco de doenças cardiovasculares, como tabagismo, sedentarismo e hiper-homocisteinemia, são também mais prevalentes em pacientes com psoríase.[17,18]

A ocorrência da síndrome metabólica nessa população aumenta em cerca de três vezes o risco relativo de morte por doença coronariana, especialmente quando são acometidos adultos jovens com formas graves de psoríase. Estudo retrospectivo realizado para determinar a prevalência das principais doenças concomitantes em doentes com psoríase revelou que a hipertensão arterial, a dislipidemia, o diabetes mellitus e as doenças cardiovasculares eram as mais comuns.[17] Dentre as outras doenças que podem estar associadas, destacam-se doença de Crohn, colite ulcerativa, enfisema pulmonar, doenças hepáticas e renais, doenças metabólicas (por exemplo, a gota) e depressão, entre outras. Com relação a malignidades, principalmente, câncer de pele não melanoma e doenças linfoproliferativas, ainda não se conhece o real valor dessa associação.[19]

ÍNDICES DE GRAVIDADE

Existem diferentes métodos para a avaliação do grau de severidade da psoríase. Destacam-se o PASI (*Psoriasis Área and Severity Index*), o BSA (*Body Surface Area*), PGA (*Physician's Global Assessment*) e o LS-PGA (*Lattice System Physician's Global Assessment*), entre outros. De maneira geral, são empregados em protocolos de pesquisa e estudos clínicos, e não na prática diária de atendimento aos doentes com psoríase. Nenhum deles é ideal para monitorizar a resposta terapêutica. Dentre os inconvenientes, destacam-se o tempo gasto na sua realização e o fato de os resultados dependerem excessivamente do examinador que realiza o método.[21]

O índice mais utilizado é o PASI (Tabela 3.1), que leva em consideração o grau de eritema, infiltração e descamação de cada segmento corpóreo multiplicado pela área de acometimento. A pontuação do PASI varia de 0 a 72. PASI menor de 8 geralmente caracteriza psoríase leve, entre 8-12: moderada e acima de 12, psoríase grave. Outro método de avaliação de gravidade bastante utilizado é o de avaliação da superfície corporal – Body Surface Area ou BSA –, que leva em consideração apenas a área corporal comprometida da psoríase em placas. O BSA utiliza a superfície de uma palma da mão (correspondente a 1% da superfície corporal total) como unidade de medida para o cálculo da extensão do acometimento da psoríase.[22]

Tabela 3.1. Indice PASI

UNIDADE	Eritema	Infiltração	Descamação	Soma	X %área	Produto	X Constante	Total
Cabeça	0 a 4	0 a 4	0 a 4	0 a 12	1 a 6	=	0,1	
Tronco	0 a 4	0 a 4	0 a 4	0 a 12	1 a 6	=	0,3	
MMSS	0 a 4	0 a 4	0 a 4	0 a 12	1 a 6	=	0,2	
MMII	0 a 4	0 a 4	0 a 4	0 a 12	1 a 6	=	0,4	
TOTAL								PASI: 0 a 72

Escala de avaliação de eritema, infiltração e descamação:
- **0 = Ausente;**
- **1 = Leve;**
- **2 = Moderado;**

- 3 = Grave;
- 4 = Muito grave.

Escala de avaliação de área:

- 1 - < 10%;
- 2 - > 10 e < 30%;
- 3 - > 30 e < 50%;
- 4 - > 50 e < 70%;
- 5 - > 70 e < 90%;
- 6 - > 90%

Obs.: *A soma obtida das alterações (eritema + infiltração + descamação) para cada segmento corporal é multiplicada pela área comprometida naquele segmento segundo uma escala de correspondência: 1 se < 10% de área comprometida; 2 se > 10 e < 30%; 3 se > 30 e < 50%; 4 se > 50 e < 70%; 5 se > 70 e < 90% e 6 se > 90% de área comprometida. O produto da equação até então obtido é multiplicado por uma constante que procura retratar a proporcionalidade de área de cada seguimento corporal. Assim, a cabeça corresponde ao valor constante de 0,1; o tronco, a 0,3; os membros superiores, a 0,2 e os membros inferiores, a 0,4. Os valores do PASI variam de 0 a 72.*

Existem também diferentes questionários desenvolvidos para avaliar a qualidade de vida dos doentes com psoríase, destacando-se o DLQI (índice de qualidade de vida em dermatologia). O DLQI é uma ferramenta validada para a determinação da qualidade de vida em todas as doenças de pele, tanto no cenário de pesquisa quanto na prática clínica, e a pontuação maior 10 (variação de 0 a 30) demonstrou estar correlacionada a, no mínimo, um grande efeito sobre a qualidade de vida do indivíduo.

De modo simplificado, a "Regra dos 10" define como psoríase moderada a grave aquela com PASI > 10 ou BSA > 10 ou DLQI > 10. Por outro lado, define-se a porcentagem de doentes que atingiram PASI50 como a porcentagem de doentes que melhoraram 50% em relação à semana 0 de tratamento. O mesmo vale para se definir PASI75, PASI90 etc.[21,22]

CURSO E PROGNÓSTICO

A evolução da psoríase é imprevisível e extremamente variável de indivíduo para indivíduo. Classicamente, segundo a classificação de Christophers, em doentes com psoríase do tipo I, ou seja, aquela com início antes dos 40 anos e maior incidência familiar, as manifestações clínicas tendem a ser mais severas e exuberantes. Habitualmente, essa forma é mais resistente às diferentes opções de tratamento, e as recidivas são fequentes. Na psoríase do tipo II, o início do quadro ocorre normalmente depois dos 40 anos, há menor prevalência familiar e com menor correlação com HLA. As lesões tendem a ser localizadas com menor tendência a exacerbações e recorrências. A resposta terapêutica nesse grupo de doentes tende a ser mais favorável do que aquela observada nos doentes com psoríase do tipo I.[23]

TRATAMENTO

Na abordagem do paciente com psoríase, a avaliação clínica geral e dermatológica, bem como os aspectos psicossociais, são de vital importância para se alcançar o controle da enfermidade e melhorar a qualidade de vida dos pacientes.[24]

Tratamento tópico

O tratamento tópico, na forma de monoterapia ou esquema combinado, costuma ser suficiente para controle das lesões na forma leve da psoríase. Nas formas moderadas a graves, o tratamento local, quando associado a fototerapia e/ou a terapêutica sistêmica, propicia maior conforto ao doente e acelera a melhora. Engloba os corticosteroides tópicos; o coaltar e *liquor carbonis detergens*; antralina (ou ditranol); os análogos da vitamina D (calcipotriol, tacalcitol e calcitriol) – por vezes associados aos corticosteroides na mesma formulação; imunomoduladores tópicos (pimecrolimo e tacrolimo) e o tazaroteno (retinóide tópico); entre outros.[25-41]

Fototerapia

Fototerapia (UVB banda larga e banda estreita; PUVA tópico ou sistêmico): Trata-se de uma opção terapêutica extremamente eficaz utilizada de modo isolado ou combinado a outras modalidades terapêuticas. O mecanismo de ação da fototerapia se faz por meio das atividades antiproliferativa, anti-inflamatória e imunossupressora.[42-47]

Tratamento sistêmico

As medicações sistêmicas clássicas aprovadas para o tratamento da psoríase incluem o metotrexato, a acitretina e a ciclosporina. Apresentam eficácia variável e espectro amplo de efeitos adversos, necessitando de monitorização sistêmica periódica.[48-69]

Imunobiológicos

Os imunobiológicos caracterizam uma nova e eficaz geração na terapêutica da psoríase. Representam um grupo de medicamentos que interagem com as proteínas humanas, produzidas por meio de modernas técnicas de biotecnologia por sistemas biológicos vivos. Apresentam alta complexicidade e variabilidade estrutural, sendo seu componente ativo heterogêneo e de difíceis caracterização e replicação. Não apresentam toxicidade específica para nenhum órgão, minimizando o risco de efeitos adversos a curto, médio ou longo prazo. Por outro lado, devido a sua estrutura molecular complexa e ao grande número de etapas envolvidas no seu desenvolvimento, caracterizam medicações de alto custo e acesso restrito.[70,71]

O alvo desses agentes terapêuticos inclui o tráfego dos linfócitos da microcirculação para a pele, a apresentação antigênica das células apresentadoras de antígeno aos linfócitos e por fim as diferentes citocinas. Estão indicados, principalmente, em casos de psoríase moderada a grave; na contraindicação, intolerância ou fracasso à terapia sistêmica clássica; em casos de doentes com grave deterioração da qualidade de vida e/ou incapacidade física ou psicossocial. Os imunobiológicos aprovados para o tratamento da psoríase no Brasil incluem as drogas com ação contra o TNF-alfa: infliximabe (anticorpo monoclonal quimérico), o etanercepte (proteína de fusão) e o adalimumabe (anticorpo monoclonal humanizado); aquelas com ação anti-IL12/23 (ustequinumabe) e anti-IL-17 (secuquinumabe). Novos biológicos, como ixequizumabe (anti-IL17), brodalumabe (antirreceptor da IL-17), guselcumabe, risanquizumabe e tildraquizumabe (anti-IL23) ainda aguardam aprovação no Brasil e/ou finalização dos estudos em psoríase.[72]

As chamadas "pequenas moléculas", como o tofacitinibe e apremilaste, também mostram resultados promissores no manejo da psoríase. Diferem dos imunobiológicos por uma série de fatores, como estruturas moleculares relativamente mais simples, síntese química, administração por via oral ou mesmo tópica - devido ao menor peso molecular e ao custo reduzido quando comparado aos imunobiológicos. No Brasil, até o momento, não existe aprovação desse grupo de drogas para o tratamento da psoríase.

Risco de infecções e doença oncológica são uma preocupação durante as terapias biológicas, embora não se conheçam os riscos reais associados, particularmente no caso da psoríase. Tratamentos imunossupressores anteriores ou concomitantes e terapia com PUVA podem compor esses riscos. Outras toxicidades potencialmente graves incluem doença desmielinizante e doença cardiovascular. Não é recomendado o uso concomitante de vacinas vivas e atenuadas.

A reativação de tuberculose latente representa um risco durante a terapia imunobiológico. Tal risco aumenta particularmente com o uso de agentes anti-TNF, uma vez que o TNF-alfa desempenha um papel importante na defesa do hospedeiro contra infecções micobacterianas. Parece haver um risco maior de infecção não pulmonar e infecção disseminada. Assim, torna-se mandatória a investigação minuciosa para tuberculose presente ou passada, na forma de intradermorreação com PPD ou Quantiferon, raio-X de tórax e anamnese detalhada questionando-se antecedentes pessoais e familiares de tuberculose. Os doentes com evidência de tuberculose ativa ou tuberculose anterior tratada de maneira inadequada devem receber tratamento contra a tuberculose antes da terapia biológica. Casos com PPD fortemente reator ou radiografia pulmonar sugestiva de cancro primário de tuberculose devem fazer quimioprofilaxia com isoniazida antes de iniciar o tratamento.[11,71]

Anticorpos antinucleares e anticorpos anti-DNA de cadeia dupla podem desenvolver-se durante a terapia com anti-TNF. Síndromes semelhantes ao lúpus induzido por drogas foram relatados e normalmente desaparecem com a suspensão da medicação.

Antes do início da terapia biológica, preconiza-se solicitar os seguintes exames:

- PPD/Quantiferon e Radiografia de tórax;
- Hemograma completo, bioquímica, enzimas hepáticas, função renal, teste de gravidez e Urina-I;
- Sorologias para hepatites B e C e HIV.

Infliximabe

Infliximabe é um anticorpo monoclonal murino quimérico isotipo IgG1 humanizado (25% murino), com uma elevada afinidade de ligação, avidez e especificidade por TNF-alfa. Estabelece complexos estáveis com todas as formas de TNF-alfa solúveis e transmembranosas.

A primeira aplicação da medicação em seres humanos ocorreu em 1994 nos EUA, em um protocolo de pesquisa. Desde então, infliximabe foi aprovado para o uso em psoríase moderada a grave, artrite psoriásica, doença de Crohn, artrite reumatoide e espondilite anquilosante.[71,72]

O infliximabe é administrado por infusão endovenosa durante um período de 2 horas. Na psoríase, preconiza-se um curso padrão de indução (5 mg/kg nas semanas 0, 2 e 6) seguido de infusões repetidas únicas de manutenção em intervalos de 8-12 semanas na mesma dosagem. O início de ação da medicação é extremamente rápido, podendo-se obter resposta terapêutica evidente já após as primeiras infusões. Séries de casos indicam que a monoterapia com infliximabe são benéficas para pacientes anteriormente resistentes a terapias sistêmicas múltiplas. Relatos de casos documentam a eficácia da medicação em psoríase grave instável e em psoríase pustulosa generalizada (Figura 3.1).[73,74]

Eventos adversos: reações à infusão ocorrem durante ou logo após o período de infusão e afetam até 20% de todos os pacientes tratados, raramente podendo resultar em choque anafilático. Dados de ensaios clínicos indicam que, embora as infecções sejam comuns, em geral os índices de infecção não são muito maiores do que com placebo. Entretanto, existem relatos de infecções graves e oportunistas. A reativação da tuberculose ocorre com agentes anti-TNF, e os riscos são maiores com infliximabe. Dados de segurança não indicam, até o momento, aumento dos índices de doença oncológica, inclusive os transtornos linfoproliferativos, com relação aos

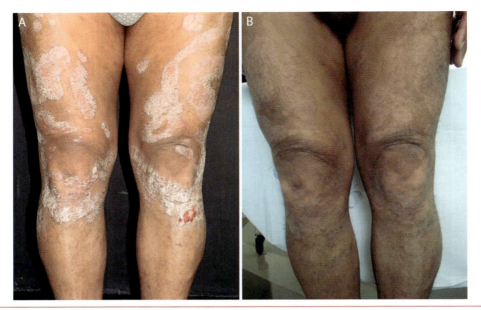

Figura 3.1. Paciente com psoríase grave: pré-tratamento (1A) e 12 semanas após início do infliximabe (1B).

índices normais existentes na população. Anticorpos para infliximabe podem desenvolver-se durante a terapia. Não foi estabelecida para a psoríase a significância clínica do desenvolvimento desses anticorpos. Em outras doenças, os anticorpos têm sido associados a um resultado terapêutico mais pobre, e o risco de seu desenvolvimento é reduzido pela administração regular (ao invés de tratamentos isolados) e metotrexato concomitantemente.[75-77]

Etanercepte

Etanercepte é a forma solúvel de um receptor de fator de necrose tumoral (TNF) totalmente humano. A medicação recebeu sua primeira aprovação em 1998 para artrite reumatoide moderada a severa, tendo sido posteriormente aprovada em 1999 para o tratamento de crianças e adolescentes portadores de artrite reumatoide juvenil (atualmente chamada de artrite idiopática juvenil). Etanercepte foi aprovado em 2004 para o tratamento de adultos portadores de psoríase em placa moderada a severa.[11]

A ativação das células T constitui evento fundamental na patogênese de doenças inflamatórias crônicas como a artrite reumatoide, psoríase e artrite psoriásica. O mecanismo fisiopatológico dessas enfermidades é marcado por um aumento do fator de necrose tumoral (TNF) e consequente aumento de outras citocinas inflamatórias. Uma vez ativada, essas citocinas gerenciam uma cascata de fenômenos pró-inflamatórios, e como resultado final tem-se inflamação e destruição articular. O etanercepte é um receptor do TNF recombinante solúvel formado pela fusão de dois receptores do TNF humano e a porção Fc da IgG1 humana. A droga inibe a ligação do TNF circulante aos receptores da superfície celular, inibindo assim a ação do TNF, visto que bloqueia a produção e ação das citocinas inflamatórias. Deste modo, no seu mecanismo de ação o etanercepte reproduz a inibição fisiológica do TNF. A medicação liga-se ao TNF com afinidade 50 vezes maior que os receptores solúveis fisiológicos (Figura 3.2).[11,78]

- **Indicações:** Psoríase em placa moderada a severa, mediante intolerância, contraindicação ou falha a duas terapias sistêmicas convencional. O etanercepte está aprovado pela

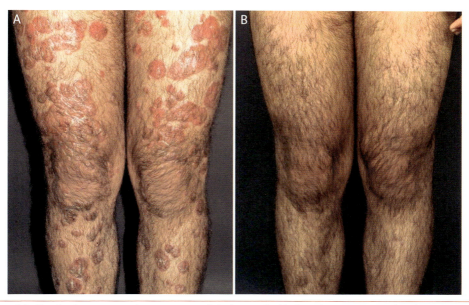

Figura 3.2. Paciente com psoríase grave: pré-tratamento (2A) e 12 semanas após início do etanercepte (2B).

FDA para o tratamento de artrite reumatoide, artrite idiopática juvenil – curso poliarticular, espondilite anquilosante e artrite psoriásica, além da psoríase.

O etanercepte é autoadministrado pelo paciente por via subcutânea. Para o tratamento da psoríase, a dose inicial de etanercepte é de 50 mg 2 x/semana por 12 semanas, seguida por uma diminuição progressiva (50 mg/semana), de forma contínua.[38] Para crianças e adolescentes (4- 17anos) com psoríases em placa de moderada a severa a dose é de 0,8 mg/kg/semana (máximo de 50 mg/semana). Para a artrite psoriásica, a dose em adultos é de 50 mg/semana continuadamente.[79,80]

⇒ **Contraindicações:** Hipersensibilidade ao etanercepte ou a qualquer componente da formulação do produto. Etanercepte é contraindicado em pacientes com septicemia ou em risco de septicemia. O tratamento com etanercepte não deve ser iniciado em pacientes com infecções ativas sérias, incluindo infecções crônicas ou localizadas. Eventos adversos: reações no local da administração (maior no primeiro mês), infecções (incluindo a da tuberculose). As infecções do trato respiratório superior foram as infecções não sérias mais frequentemente relatadas. Eventos adversos incomuns: trombocitopenia. Raros: anemia, leucopenia, neutropenia e pancitopenia. Distúrbios do sistema nervoso: convulsões, eventos desmielinizantes, incluindo esclerose múltipla. Houve relatos de piora de insuficiência cardíaca congestiva.[81-85]

Adalimumabe

O adalimumabe caracteriza uma imunoglobulina recombinante completa. Representa um anticorpo monoclonal anti-TNF que contém sequências peptídicas exclusivamente humanas. Os estudos clínicos de fase I iniciaram-se em 1997, e o adalimumabe foi primeiramente aprovado pela FDA para o tratamento de pacientes com artrite reumatoide nos Estados Unidos em dezembro de 2002 e em 15 países da União Europeia em setembro de 2001. O nome adalimumabe foi composto a partir de suas características: anticorpo monoclonal (mabe), totalmente humano (u), cujo alvo de ação é o sistema imune (lim).[86]

O adalimumabe liga-se ao TNF-alfa com alta afinidade e especificidade. Esta ligação impede a interação do TNF-alfa com seus receptores de superfície celular p55 e p75 de forma definitiva. O adalimumabe pode ligar-se tanto à forma solúvel do TNF-alfa como à forma que se encontra ligada a células e é capaz de produzir lise dessas células. O adalimumabe não tem atividade sobre o TNF-beta (linfotoxina).

Além de psoríase em placas moderada a grave, está indicado no tratamento de artrite reumatoide, artrite psoriásica, espondilite anquilosante e doença de Crohn, aprovadas nos EUA, União Europeia e em diferentes países em todo o mundo (Figura 3.3).

O adalimumabe possui uma meia-vida que varia de 10 a 20 dias, com uma média ao redor de 2 semanas. Adalimumabe é autoadministrável por via subcutânea (SC), utilizando uma seringa comercializada pré-preenchida, contendo 40 mg de adalimumabe em 0,8 mL de solução. A dose utilizada na psoríase é 80 mg na semana 0 e de 40 mg na semana 1 para indução e depois 40 mg a cada 14 dias como manutenção. Na artrite reumatoide, na artrite psoriásica e na espondilite anquilosante, a dose habitual é de 40 mg a cada 14 dias; na doença de Crohn no entanto há necessidade de doses de indução maiores.[87-89]

Eventos adversos mais comumente associados ao uso de adalimumabe foram reações no local da injeção, que em geral são leves e não requerem a retirada do medicamento. As infecções mais comuns em pacientes usando a droga foram dos tratos respiratório superior e urinário. Como todos os demais antagonistas do TNF- alfa, o adalimumabe deve ser usado com precaução em pacientes portadores do vírus da hepatite B, com doenças desmielinizantes e insuficiência cardíaca congestiva. O uso de antagonistas de TNF-alfa em combinação com o anakinra está contraindicado. Antes de iniciar o uso de antagonistas de TNF-alfa, os pacientes devem ser avaliados quanto à presença de tuberculose ativa ou inativa.[90-95]

Ustequinumabe

O ustequinumabe é um anticorpo monoclonal IgG1κ completamente humano que se liga com alta afinidade e especificidade à subunidade proteica p40 das citocinas humanas: interleucina (IL)-12 e IL-23. Inibe a bioatividade da IL-12 e da IL-23 humanas, impedindo que essas citocinas se liguem ao seu receptor proteico IL-12Rβ1 expresso na superfície das células do sistema imunológico. A droga não se liga à IL-12 nem à IL-23 pré-ligada aos receptores de superfície celular IL-12Rβ1.[96,97]

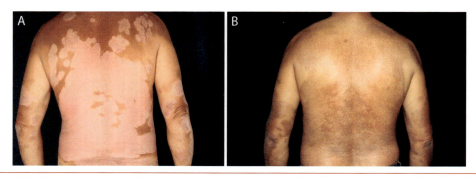

Figura 3.3. Paciente com psoríase grave: pré-tratamento (3A) e 12 semanas após início de adalimumabe (3B).

IL-12 e IL-23 são citocinas heterodiméricas secretadas por células apresentadoras de antígeno ativadas, como os macrófagos e células dendríticas. IL-12 e IL-23 participam da função imunológica, contribuindo com a ativação da célula *natural killer* (NK) e diferenciação e ativação da célula T CD4+. Entretanto, regulação anormal da IL-12 e IL-23 foi associada a doenças mediadas pelo sistema imune, como a psoríase. O ustequinumabe evita que a IL-12 e IL-23 contribuam para a ativação da célula imune, como a sinalização intracelular e a secreção de citocina. Deste modo, acredita-se que o ustequinumabe interrompa a sinalização e cascatas de citocinas relevantes para a patologia da psoríase.[98]

A medicação é indicada para o tratamento da psoríase em placa, moderada a grave, em adultos que não responderam, ou que têm contraindicação, ou que são intolerantes a outras terapêuticas sistêmicas, incluindo ciclosporina, metotrexato e radiação ultravioleta A associada à administração de psoraleno (PUVA).

A aplicação da droga é por injeção subcutânea na dose de 45 mg nas semanas 0, 4 e depois a cada 12 semanas (Figura 3.4). Em doentes com peso corpóreo > 100 kg, a dose preconizada é de 90 mg. A resposta terapêutica deverá ocorrer em até 28 semanas, período após o qual, na ausência de resposta, deve ser considerada a suspensão da medicação. Na falta de resposta adequada, preconiza-se aumentar a dose para 90 mg SC. Nos pacientes já em uso de 90 mg ou com resposta persistentemente insuficiente, o intervalo das aplicações poderá ser pinçado para 8 semanas.[97]

Na 12ª semana, 67% e 66% dos doentes tratados com 45 mg e 90 mg de ustequinumabe, respectivamente, alcançam PASI 75, em comparação a 3% do grupo placebo (p < 0,001 para cada grupo de comparação com placebo). A diferença entre o grupo de tratamento e placebo é aparente na 4ª semana de tratamento. Eficácia máxima foi geralmente observada ao redor da 24ª semana, após três aplicações (0, 4, 16).[98,99]

Os eventos adversos mais comumente relatados (≥ 5% dos doentes tratados com ustequinumabe) incluem nasofaringite, infecção do trato respiratório superior e cefaleia. Efeitos adversos graves incluem relatos isolados de celulite de membros inferiores, herpes-zóster, acidente vascular cerebral e hipertensão, bem como casos de câncer de próstata, tireoide e cólon (um caso de cada). Até o presente momento, há raros relatos de reativação de tuberculose latente, e não foram observadas reações anafiláticas ou tipo doença do soro associados ao ustequinumabe. As reações nos locais de injeção tendem a ser leves e transitórias. A formação de anticorpos contra a droga gira em torno de 5% nos estudos controlados, porém seu real papel na inativação da droga ainda não está elucidado.[99,100]

A análise de eventos de segurança por pelo menos cinco anos de tratamento, por meio dos dados agrupados dos estudos de fase II e III (PHOENIX 1, PHOENIX 2 e ACCEPT), mostrou dados comparáveis aos obtidos nos estudos de curto prazo. As taxas cumulativas de câncer de pele e de órgãos sólidos, bem como de eventos cardiovasculares, mantiveram-se estáveis e me-

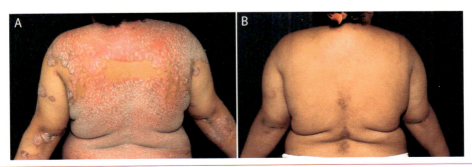

Figura 3.4. Paciente com psoríase grave: pré-tratamento (4A) e 12 semanas após início de ustequinumabe (4B).

nores que 1% ao ano. As taxas de infecções sérias também mantiveram-se estáveis e em torno de 1% ao ano. Não foi observada toxicidade cumulativa com o aumento do tempo de exposição ao ustequinumabe.[101,102]

Secuquinumabe

Secuquinumabe é um anticorpo monoclonal anti-IL17A totalmente humano. Existem seis membros da família da citocina IL-17 (IL17A-F), produzidos principalmente a partir de linfócitos, neutrófilos e mastócitos. Entre as diferentes IL-17, a IL17A parece ter maior relevância na cascata fisiopatológica da psoríase.[107,108]

A determinação do perfil de eficácia, segurança, bem como a posologia adequada de secuquinumabe, foi estabelecida por meio de quatro estudos fase II e seis estudos fase III.

A dose recomendada para o tratamento da psoríase moderada a grave é de injeções subcutâneas de 300 mg (2 × 150 mg) administradas nas semanas 0, 1, 2, 3 e 4 na fase de indução seguidas de manutenção mensal com a mesma dosagem.

A eficácia da medicação foi analisada em dois estudos fase III *head-to-head* com outros imunobiológicos. O estudo FIXTURE comparou o secuquinumabe com etanercepte e placebo - com a possibilidade de rerrandomização para secuquinumabe após 12 semanas – com duração total de 52 semanas. Resultados demonstraram a superioridade de secuquinumabe na curva de resposta PASI 75 na semana 12 (77,1% na dose de 300 mg) comparada ao placebo (4,9%) e etanercepte (44%,) bem como a manutenção da resposta PASI 75 da semana 12 a semana 52 (P < 0,0001) (Figura 3.5). Nesse estudo, as respostas PASI 90 e 100 demonstraram superioridade do secuquinumabe 300 mg (54,2%*, 24,1%*) e secuquinumabe 150 mg (41,9%*,14,4%*) em relação ao etanercepte (20,7%, 4,3%) e ao placebo (1,5%, 0%) na semana 12 (*P < 0,001 em comparação ao etanercepte, +P < 0,001 em comparação ao placebo; não foi observada resposta PASI 100 no grupo comparativo com placebo).[109]

O estudo CLEAR foi um estudo *head-to-head* com 676 indivíduos tratados durante 1 ano com secuquinumabe ou ustequinumabe. Os resultados demonstraram na semana 16 de tratamento 79% dos pacientes tratados com secuquinumabe (300 mg) alcançando PASI 90, comparados a 57,6% no grupo ustequinumabe. Na semana 4, as respostas PASI 75 foram de 50% no grupo secuquinumabe 300 mg e 20,6% no grupo tratado com ustequinumabe (P < 0,0001).[110,111]

A droga geralmente é bem tolerada. Os efeitos adversos mais frequentes observados em > 1% dos pacientes durante as primeiras 12 semanas de tratamento incluíram nasofaringite/infecção das vias aéreas superiores, diarreia, rinite, herpes oral, faringite e urticária. A incidência de

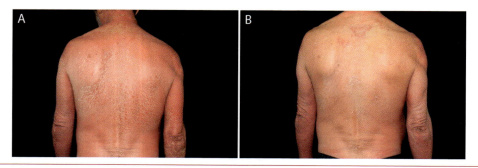

Figura 3.5. Paciente com psoríase grave: pré-tratamento (5A) e 12 semanas após início de secuquinumabe (5B).

nasofaringite/infecção das vias aéreas superiores e diarreia foi semelhante entre os grupos secuquinumabe 150 e 300 mg e etanercepte e superior ao placebo na semana 12.

A IL-17 tem papel importante na imunidade mucocutânea e no recrutamento de neutrófilos. Portanto, a monitorização quanto a infecções fúngicas e neutropenia é essencial durante a terapia com drogas anti-IL-17. Nos estudos com secuquinumabe, quadros de candidíase tenderam a ser de forma leve a moderada, acometendo as mucosas oral e genital. Essas infecções eram dose-dependentes e foram observadas em 3,5% dos doentes tratados.[107,109]

Nos estudos de fase III, não houve relatos de reativação de tuberculose latente. No entanto, o *screening* para tuberculose permanece obrigatório para esse grupo de drogas. A incidência de anticorpos antidroga é de menos de 1%.[112] Com relação à doença inflamatória intestinal, foram relatados três casos de doença de Crohn: dois casos de piora de doença de Crohn preexistente e um novo diagnóstico. Houve dois relatos de exacerbação de retocolite ulcerativa e dois casos novos diagnosticados com essa doença.[109] A relação causal entre secuquinumabe e doença inflamatória intestinal não está estabelecida, e a bula adverte que essa medicação seja usada com cautela quando indicada para essa população específica.[113]

REFERÊNCIAS BIBLIOGRÁFICAS

1. On Cutaneous Diseases. Robert Willan, 1808. Shelley WB and Crissey JT. Classics in Clinical Dermatology. The Parthenon Publishing Group. ISBN 1-84214-207-0. Copyright 2003, pp. 3-13.
2. Michalek IM, Loring B, John SM. A systematic review of worldwide epidemiology of psoriasis. J Eur Acad Dermatol Venereol. 2017;31(2):205-221.
3. Romiti R, Arnone M, Miot HA. Prevalence of psoriasis in Brazil - a geographical survey. Int J Dermatol 2017 Mar 27. doi: 10.1111/ijd.13604. Epub ahead of print.
4. Ghoreschi K, Weigert C, Röcken M. Immunopathogenesis and role of T cells in psoriasis. Clinics in Dermatol 2007;25:574–580.
5. Chong BF, Wong HK. Immunobiologics in the treatment of psoriasis. Clinical Immunol 2007;123:129–138.
6. Cassia FF, Carneiro SC, Marques MTQ, Pontes LF, Filgueira AL, Porto LCS. Psoriasis vulgaris and human leukocyte antigens. J Eur Acad Dermatol Venereol 2007; 21: 303- 310.
7. Valdimarsson H. The genetic basis of psoriasis. Clinics in Dermatol 2007; 25: 563–567.
8. Fry L, Baker BS. Triggering psoriasis: the role of infections and medications. Clinics in Dermatol 2007;25:606–615.
9. Zaba LC, Fuentes-Duculan J, Eungdamrong NJ et al. Psoriasis is characterized by accumulation of immunostimulatory and Th1/Th17 cell-polarizing myeloid dendritic cells. J Invest Dermatol 2009;129:79-88.
10. Marrakchi S, Guigue P, Renshaw BR et al. IL36RN and generalized pustular psoriasis. N Engl J Med 2011;365:620-628.
11. Consenso Brasileiro de Psoríase 2012. Guias de avaliação e tratamento. Rio de Janeiro: Sociedade Brasileira de Dermatologia, 2012, 2ª Edição.
12. Naldi L, Gambini D. The clinical spectrum of psoriasis. Clinics in Dermatol 2007;25: 510–518.
13. Jiaravuthisan MM, Sasseville D, Vender RB, Murphy F, Muhn CY. Psoriasis of the nail: anatomy, pathology, clinical presentation, and a review of the literature on the therapy. J Am Acad Dermatol 2007;57(1):1-27.
14. Watson W, Cann HM, Farber EM, Nall ML. The genetics of psoriasis. Arch Dermatol 1972;105:197-207.
15. Lombolt G. Psoriasis. Prevalence, spontaneous course, and genetics. GEC Gad, 1963.
16. Ockenfels HM. Triggermechanismen der Psoriasis. Hautarzt 2003;54:215-223.
17. Pearce DJ, Morrison AE, Higgins KB, Crane MM, Balkirishnan R, Fleischer AB, et al. The comorbid state of psoriasis patients in a university dermatology practice. J Dermatol Treat 2005,16(5-6):319-323.
18. Sterry W, Strober BE, Menter A. Obesity in psoriasis: the metabolic, clinical and therapeutic implications. Report of an interdisciplinary conference and review. Br J Dermatol 2007;157:649–655.
19. Christophers E. Comorbidities in psoriasis. Clinics in Dermatology 2007;25: 529–534.
20. Murphy M, Kerr P, Grant-Kels JM. The histopathologic spectrum of psoriasis. Clinics in Dermatol 2007;25 524–528.
21. Berth-jones J, Thompson J, Papp K; Copenhagen Psoriasis Working Group. A study examining inter-rater and intrarater reliability of a novel instrument for assessment of psoriasis: the Copenhagen Psoriasis Severity Index. Br J Dermatol 2008;159(2):407- 12.

22. Miot LDB, Miot HA. Índices de gravidade da psoríase. In: Romiti R, editor. Compêndio de Psoríase. Rio de Janeiro: Elsevier, 2010; pp.119-128.
23. Henseler T, Christophers E. Psoriasis of early and late onset: characterization of two types of psoriasis vulgaris. J Am Acad Dermatol. 1985 Sep;13(3):450-6.
24. Menter A, Griffi CEM. Current and future management of psoriasis. Lancet 2007;370: 273-284.
25. Samarasekera EJ, Sawyer L, Wonderling D, et al. Topical therapies for the treatment of plaque psoriasis: systematic review and network meta-analyses. Br J Dermatol 2013;168(5):954-67.
26. Paul C, Gallini A, Archier E, et al. Evidence-based recommendations on topical treatment and phototherapy of psoriasis: systematic review and expert opinion of a panel of dermatologists. J Eur Acad Dermatol Venereol. 2012; 26(suppl.3):1-10.
27. Castela E, Archier E, Devaux S et al. Topical corticosteroids in plaque psoriasis: a systematic review of efficacy and treatment modalities. J Eur Acad Dermatol Venereol. 2012;26(suppl.3):36-46.
28. Van de Kerlkhof PCM. The topical treatment of psoriasis. Clin Exp Dermatol. 2005;30: 205-208.
29. Kongsiri AS, Ciesielski-Carlucci C, Stiller MJ. Topical non glucocorticoid therapy. In: Freedberg IM, Eisen AZ, Wolff K, Austen KF, Goldsmith LA, Katz SI, Fitzpatrick TB. Fitzpatrick's – Dermatology in General Medicine 5th ed.
30. Pion IA, Koenig KL, Lim HW. Is dermatologic usage of coal tar carcinogenic? A review of the literature. Dermatol Surg 1995; 21(3):227-31.
31. Kobata C, Lazzarini R. Tratamento tópico. In: Romiti R, editor. Compêndio de psoríase. Rio de Janeiro: Elsevier, 2010;156-163.
32. McBride S R, Walker P, Reynolds NJ. Optimizing the frequency of outpatient short-contact dithranol treatment used in combination with broadband ultraviolet B for psoriasis: a randomized, within-patient controlled trial. Br J Dermatol 2003;149:1259-1265.
33. Kragballe K, Austad J, Barnes L, Bibby A, de la Brassinne M, Cambazard F et al.A 52-week randomized safety study of a calcipotriol/betamethasone dipropionate two-compound product in the treatment of psoriasis vulgaris. Br J Dermatol. 2006;154:1155-1160.
34. Guenther L, Cambazard F, Van de Kerkhof, et al. Efficacy and safety of a new combination of calcipotriol and bethametasone dipropionate (once or twice daily) compared to calcipotriol (twice daily) in the treatment of psoriasis vulgaris: a randomized, double-blinded, vehicle-controlled clinical trial. Br J Dermatol 2002;147:316-323.
35. Luger TA, Cambazard F, Larsen FG et al. A study of the safety and efficacy of calcipotriol and betamethasone dipropionate scalp formulation in the long-term management of scalp psoriasis. Dermatol. 2008;217:321-8.
36. Menter A, Gold LS, Bukhalo M, et al. Calcipotriene plus betamethasone dipropionate topical suspension for the treatment of mild to moderate psoriasis vulgaris on the body: a randomized, double-blind, vehicle-controlled trial. J Drugs Dermatol.2013;12(1):92-8.
37. Lebwohl M, Freeman AK, Chapman S, Steven R Feldman, Hartle JE, Henning A. Tacrolimus ointment is effective for facial and intertriginous psoriasis. J Am Acad Dermatol. 2004;51:723-30.
38. Freeman AK, Linowski GJ, Brady C, Lind L, Vanveldhuisen P, Singer G et al. Tacrolimus ointment for the treatment of psoriasis on the face and intertriginous areas. J Am Acad Dermatol. 2003;48:564-68.
39. Gribetz C, Ling M, Lebwohl M, Pariser D, Draelos Z. Gottlieb AB et al. Pimecrolimus cream 1% in the treatment of intertiginous psoriasis: a double-blind, randomize studies. J Am Acad Dermatol 2004;51:731-738.
40. Kaidbey K, Kopper S, Sefton J. A pilot study to determine the effect of tazarotene 0,1% gel on steroid-induced epidermal atrophy. Int J Dermatol. 2001;40:468-71.
41. Green L, Sadoff W. A clinical evaluation of 0,1% tazarotene gel, with and without a high- or mid-high-potency corsticosteroid, in patient with stable plaque psoriasis. J Cutan Med Surg 2002;6(2):95-102.
42. Duarte I, Lazzarini R, Buense R. Fototerapia. An Bras Dermatol 2006,81:74-80.
43. Yones SS, Palmer RA, Kuno Y, Hawk JL. Audit of the use of psoralen photochemotherapy (PUVA) and narrowband UVB phototherapy in the treatment of psoriasis. J Dermatolog Treat. 2005;16(2):108-12.
44. Schneider LA, Hinrichs R, Scharffetter-Kochanek K. Phototherapy and photochemotherapy. Clin Dermatol. 2008;26:464-76.
45. Lapolla W, Yentzer BA, Bagel J, Halvorson CR, Feldman SR. A review of phototherapy protocols for psoriasis treatment. J Am Acad Dermatol. 2011;64:936-49.
46. Archier E, Devaux S, Castela E, Gallini A, Aubin F et al. Efficacy of psoralen UV-A therapy vs narrowband UV-B therapy in chronic plaque psoriasis: a systematic review. J Eur Acad Dermatol. 2012,26(3), 11-21.
47. Matz H. Phototherapy for psoriasis: what to choose and how to use: facts and controversies. Clin Dermatol. 2010,28:73-80.
48. Kalb RE, Strober B, Weinstein G, Lebwohl M. Methotrexate and psoriasis: 2009 National Psoriasis Foundation Consensus Conference. J Am Acad Dermatol. 2009;60(5):824-37.
49. Roenigk HH Jr, Auerbach R, Maibach H, Weinstein G, Lebwohl M. Methotrexate in psoriasis: consensus conference. J Am Acad Dermatol. 1998;38(3):478-85.

50. Arnone M, Maragno L. Metotrexato. In: Romiti R, editor. Compêndio de psoríase. Rio de Janeiro: Elsevier, 2010; pp.167-171.
51. Saporito FC, Menter MA. Methotrexate and psoriasis in the era of new biologic agents. J Am Acad Dermatol. 2004;50(2):301-9.
52. Heydendael VM, Spuls PI, Opmeer BC, de Borgie CA, Reitsma JB, Goldschmidt WF, Bossuyt PM, Bos JD, de Rie MA. Methotrexate versus cyclosporine in moderate-to-severe chronic plaque psoriasis. N Engl J Med. 2003;349(7):658-65.
53. Warren RB, Smith RL, Campalani E, Eyre S, Smith CH, Barker JN, Worthington J, Griffiths CE. Outcomes of methotrexate therapy for psoriasis and relationship to genetic polymorphisms. Br J Dermatol. 2009;160(2):438-41.
54. Maurice PD, Maddox AJ, Green CA, Tatnall F, Schofield JK, Stott DJ. Monitoring patients on methotrexate: hepatic fibrosis not seen in patients with normal serum assays of aminoterminal peptide of type III procollagen. Br J Dermatol. 2005;152(3):451-8.
55. Salim A, Tan E, Ilchyshyn A, Berth-Jones J. Folic acid supplementation during treatment of psoriasis with methotrexate: a randomized, double-blind, placebo-controlled trial. Br J Dermatol. 2006;154(6):1169-74.
56. Micha R, Imamura F, Wyler von Ballmoos M et al. Systematic review and meta-analysis of methotrexate use and risk of cardiovascular disease. Am J Cardiol. 2011;1:108(9):1362-70.
57. Menter A, Korman NJ, Elmets CA, Feldman SR, Gelfand JM, Gordon KB, Gottlieb AB, Koo JY, Lebwohl M, Lim HW, Van Voorhees AS, Beutner KR, Bhushan R. Guidelines of care for the management of psoriasis and psoriatic arthritis. Guidelines of care for the management and treatment of psoriasis with traditional systemic agents. J Am Acad Dermatol. 61(3):451-85.
58. Pang ML, Murase JE, Koo J. An updated review of acitretin - a systemic retinoid for the treatment of psoriasis. Expert Opin Drug Metab Toxicol. 2008;4(7):953-64.
59. Yelverton CB, Yentzer BA, Clark A, Pearce DJ, Balkrishnan R, Camacho FT, Boles A, Fleischer AB Jr, Feldman SR. Home narrowband UV-B phototherapy in combination with low-dose acitretin in patients with moderate to severe psoriasis. Arch Dermatol. 2008;144(9):1224-5.
60. Lebwohl M, Drake L, Menter A, Koo J, Gottlieb AB, Zanolli M, Young M, McClelland P. Consensus conference: acitretin in combination with UVB or PUVA in the treatment of psoriasis. J Am Acad Dermatol. 2001;45(4):544-53.
61. van de Kerkhof PC. Update on retinoid therapy of psoriasis in: an update on the use of retinoids in dermatology. Dermatol Ther. 2006;19(5):252-63.
62. Pearce DJ, Klinger S, Ziel KK, Murad EJ, Rowell R, Feldman SR. Low-dose acitretin is associated with fewer adverse events than high-dose acitretin in the treatment of psoriasis. Arch Dermatol. 2006;142(8):1000-4.
63. Lam J, Polifka JE, Dohil MA. Safety of dermatologic drugs used in pregnant patients with psoriasis and other inflammatory skin diseases. J Am Acad Dermatol. 2008;59(2):295-315.
64. Griffiths CE, Dubertret L, Ellis CN, Finlay AY, Finzi AF, Ho VC, Johnston A, Katsambas A, Lison AE, Naeyaert JM, Nakagawa H, Paul C, Vanaclocha F. Ciclosporin in psoriasis clinical practice: an international consensus statement. Br J Dermatol. 2004;150 Suppl 67:11-23.
65. Lebwohl M, Ellis C, Gottlieb A, Koo J, Krueger G, Linden K, Shupack J, Weinstein G. Cyclosporine consensus conference: with emphasis on the treatment of psoriasis. J Am Acad Dermatol. 1998;39(3):464-75.
66. Väkevä L, Reitamo S, Pukkala E, Sarna S, Ranki A. Long-term follow-up of cancer risk in patients treated with short-term cyclosporine. Acta Derm Venereol. 2008;88(2):117-20.
67. Beauchesne PR, Chung NS, Wasan KM. Cyclosporine A: a review of current oral and intravenous delivery systems. Drug Dev Ind Pharm. 2007;33(3):211-20.
68. Kapoor R, Kapoor JR. Cyclosporine resolves generalized pustular psoriasis of pregnancy. Arch Dermatol. 2006;142(10):1373-5.
69. Gripp A, Fontanelle E. In: Romiti R, editor. Compêndio de psoríase. Rio de Janeiro: Elsevier, 2010; p.179-181.
70. Papp K, Bissonnette R, Rosoph L, Wasel N, Lynde CW, Searles G, Shear NH, Huizinga RB, Maksymowych WP. Efficacy of ISA247 in plaque psoriasis: a randomised, multicentre, double-blind, placebo-controlled phase III study. Lancet. 2008 Apr 19;371(9621):1337-42.
71. Gisondi P, Girolomoni G. Biologic therapies in psoriasis: A new therapeutic approach. Autoim Rev. 2007;6: 515–519.
72. Smith CH, Anstey AV, Barker JNWN, et al. British Association of Dermatologists: guidelines for use of biological interventions in psoriasis 2005. Br J Dermatol. 2005, 153:486-497.
73. Turbeville JG, Patel NU, Cardwell LA, Oussedik E, Feldman SR. Recent advances in small molecule and biological therapeutic approaches in the treatment of psoriasis. Clin Pharmacol Ther. 2017 Mar 20. doi: 10.1002/cpt.688. [Epub ahead of print].
74. Reich K, Nestle FO, Papp K, et al. Infliximabe induction and maintenance therapy for moderate-to-severe psoriasis: a phase III, multicentre, double-blind trial. Lancet 2005, 366(9494):1367-1374.
75. Chaudhari U, Romano P, Mulcahy LD, et al. Efficacy and safety of infliximabe monotherapy for plaque-type psoriasis: a randomized trial. Lancet 2001, 357(9271):1842-1847.

76. Takahashi MD, Castro LG, Romiti. Infliximabe, as sole or combined therapy, induces rapid clearing of erythrodermic psoriasis. Br J Dermatol. 2007,157(4):828-831.
77. Varma R, Cantrell W, Elmets C, et al. Infliximabe. J Eur Acad Dermatol Venereol. 2008, 22(10):1253-1254.
78. Remicade® (Infliximabe). Physicians Desk Reference. Montvale, USA: Medical Economics Company, 2005.
79. Klareskog L, van der Heijde D, de Jager JP, et al: Therapeutic effect of the combination of etanercepte and methotrexate compared with each treatment alone in patients with rheumatoid arthritis: double-blind randomised controlled trial. Lancet 2004;363:675-681.
80. Goffe B, Cather JC. Etanercepte: An overview. J Am Acad Dermatol. 2003; 49(suppl):S105-S111.
81. Gottlieb AB. Etanercepte for the treatment of psoriasis and psoriatic arthritis. Dermatol Ther. 2004,17(5):401-408.
82. Paller AS, Siegfried EC, Langley RG, et al. Etanercepte treatment for children and adolescents with plaque psoriasis. N Engl J Med. 2008,358(3):241-251.
83. Tan JK, Alphale A, Malaviya R, et al. Mechanisms of action of etanercepte in psoriasis. J Investig Dermatol Symp Proc. 2007,12(1):38-45.
84. Tyring S, Gottlieb A, Papp K. Etanercepte and clinical outcomes, fatigue, and depression in psoriasis: double-blind placebo-controlled randomized phase III trial. Lancet 2006,367:29-35.
85. Leonardi CL, Powers JL, Matheson RT, at al. Etanercepte as monotherapy in patients with psoriasis. N Engl J Med. 2003,349:2014-2022.
86. ENBREL® (etanercepte) Summary of Product Characteristics. Wyeth Pharmaceuticals.
87. 86. Traczewski P, Rudnicka L. Adalimumabe in dermatology. Br J Clin Pharmacol. 2008 Jul 11. [Epub ahead of print] (DOI:10.1111/j.1365-2125.2008.03263.x).
88. Menter A, Tyring SK, Gordon K, Kimball AB, Leonardi CL, Langley RG et al. Adalimumabe therapy for moderate to severe psoriasis: A randomized, controlled phase III trial. J Am Acad Dermatol. 2008; 58:106-15.
89. Saurat JH, Stingl G, Dubertret L, et al. Efficacy and safety results from the randomized controlled comparative study of adalimumabe vs. methotrexate vs.placebo in patients with psoriasis (CHAMPION). Br J Dermatol. 2008;158:558–566.
90. Humira® (Adalimumabe) Medication Guide, 2008.
91. Cvetkovic RS, Scott LJ. Adalimumabe. A review of its use in adult patients with rheumatoid arthritis. Bio Drugs 2006;20(5):293-311.
92. Sieper J, Rudwaleit M, Braun J. Adalimumabe for the treatment of ankylosing spondylitis. Expert Opin Pharmacother. 2007;8(6):831-838.
93. Simpson D, Scott LJ. Adalimumabe in psoriatic arthritis. Drugs 2006;66(11):1487-1496.
94. Plosker GL, Lyseng-Williamson. Adalimumabe in Crohn's disease. BioDrugs 2007; 21(2):125-132.
95. Menter A, Gottlieb A, Feldman SR, Van Voorhees AS, Leonardi CL, Gordon KB, et al. Guidelines of care for the management of psoriasis and psoriatic arthritis: Section 1. Overview of psoriasis and guidelines of care for the treatment of psoriasis with biologics. J Am Acad Dermatol. 2008;58:826-50.
96. Ferran M, Pujol RM. Seguridad de adalimumabe. Actas Dermosifiliogr 2008; 99:Supl 3:15-24.
97. Chien AL, Elder JT, Ellis CN. Ustequinumabe: a new option in psoriasis therapy. Drugs 2009;69(9):1141–1152.
98. Bula do produto StelaraTM Ustequinumabe.
99. Zhu Y, Hu C, Lu M, et al. Population pharmacokinetic modeling of ustequinumabe, a human monoclonal antibody targeting IL-12/23p40, in patients with moderate to severe plaque psoriasis. J Clin Pharmacol. 2009;49(2):162–175.
100. Langley R, Lebwohl M, Krueger G et al, on behalf of the PHOENIX 2 Investigators. Long-Term Efficacy and Safety of Ustequinumabe in patients with Moderate to Severe Psoriasis Through 5 Years of Follow-up: Results from the PHOENIX 2 Long-Term Extension. EADV Congress 2012. p. 976.
101. Griffiths CEM, Strober B, Fidelus-Gort R, Menter A. Comparison of ustequinumabe and etanercepte for moderate-to-severe psoriasis. N Engl J Med. 2010;362(2):118-28.
102. Papp KA, Langley RG, Lebwohl M, et al. Efficacy and safety of ustequinumabe, a human interleukin-12/23 monoclonal antibody, in patients with psoriasis: 52-week results from a randomised, double-blind, placebo-controlled trial (PHOENIX 2). Lancet 2008;371(9625):1675–1684.
103. Papp K, Griffiths C.E.M., Gordon K et al., on behalf of the PHOENIX 1,2 and ACCEPT Investigators. Long-term safety of ustequinumabe in patients with moderate-to-severe psoriasis: final results from 5 years of follow-up. Br J Dermatol. 2013. Doi:101111/bjd.12214.
104. Gladman DD, Mease PJ, Krueger G, Van der Heidje DM, Antoni C, Helliwell PS, et al. Outcome measures in psoriatic arthritis. J Rheumatol. 2005;32(11):2262-9.
105. Kleinert S, Feuchtenberger M, Kneitz C, Tony HP. Psoriatic arthritis: clinical spectrum and diagnostic procedures. Clinics in Dermatol. 2007;25: 519–523.
106. Gottlieb A, Korman NJ, Gordon KB, Feldman SR, Lebwohl M, Koo JY, et al. Guidelines of care for the management of psoriasis and psoriatic arthritis: Section 2. Psoriatic arthritis: overview and guidelines of care for treatment with an emphasis on the biologics. J Am Acad Dermatol. 2008;58(5):851-64.

107. Mease P. Psoriatic arthritis update. Bull NYU Hosp Jt Dis. 2006;64(1-2):25-31.
108. Girolomoni G, Mrowietz U, Paul C. Psoriasis: rationale for targeting interleukin-17. Br J Dermatol. 2012;167:71724.
109. Patel DD, Lee DM, Kolbinger F, Antoni C. Effect of IL17A blockade with secukinumab in autoimmune diseases. Ann Rheum Dis. 2013;72:11623.
110. Langley RG, et al.; ERASURE Study Group.; FIXTURE Study Group. Secukinumab in plaque psoriasis--results of two phase 3 trials. N Engl J Med. 2014;371(4):326-38.
111. Thaçi D, et al. Secukinumab is superior to ustekinumab in clearing skin of subjects with moderate to severe plaque psoriasis: CLEAR, a randomized controlled trial. J Am Acad Dermatol. 2015;73(3):400-9.
112. Blauvelt A, et al. Secukinumab is superior to ustekinumab in clearing skin of subjects with moderate-to-severe plaque psoriasis up to 1 year: Results from the CLEAR study. J Am Acad Dermatol. 2017;76(1):60-69.e9.
113. Reich K et al. Secukinumab, a fully human anti-Interleukin-17A monoclonal antibody, exhibits minimal immunogenicity in subjects with moderate to severe plaque psoriasis. Br J Dermatol. 2017;176(3):752-758.
114. Secuquinumabe. Bula da medicação. Acesso em 29 de março 2017. https://portal.novartis.com.br/UPLOAD/ImgConteudos/3220.pdf.

Biológicos na Urticária

4

Roberta Fachini Jardim Criado
Paulo Ricardo Criado

INTRODUÇÃO

A urticária é uma doença caracterizada por urticas acompanhada ou não do surgimento de angioedema.[1,2] As urticas não conferem risco de morte ao paciente, porém causam prurido intenso e extremo desconforto.

O angioedema é a manifestação que confere maior gravidade às crises de urticária, caracterizando-se por edema repentino e profundo na derme ou tecido subcutâneo, envolvendo frequentemente as mucosas. Essa condição pode causar desde edema em olhos e lábios a edema de úvula, língua e glote, podendo nesses casos levar o paciente à morte.[1]

De acordo com sua evolução ao longo do tempo, a urticária pode ser classificada como aguda (< 6 semanas) ou crônica (≥ 6 semanas) (Figura 4.1).[2,3]

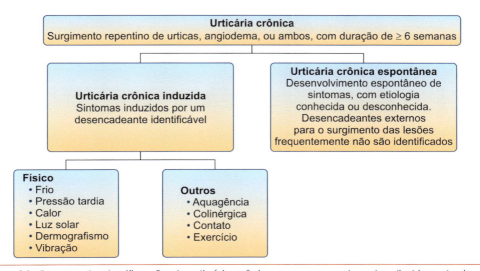

Figura 4.1. Resumo da classificação da urticária crônica como proposto pelas diretrizes atuais. Adaptado de Criado PR et al., 2015.[2]

ASPECTOS EPIDEMIOLÓGICOS, DEMOGRÁFICOS E SOCIAIS

Há poucos estudos epidemiológicos disponíveis sobre urticária no mundo. No Brasil, não há nenhum estudo epidemiológico da doença. Maurer *et al.*,[1] em uma revisão sobre as necessidades médicas não atendidas na UCE, calcularam que ao menos 20% da população geral irá apresentar um episódio de urticária aguda durante toda a vida e que a urticária crônica tem uma prevalência de aproximadamente 0,5% a 1% na população geral, sendo mais de dois terços classificados como UCE.[1] A doença tem duração variável, porém cerca de 50% dos pacientes terão uma duração da doença entre 1 e 10 anos após o início, sendo os sintomas diários ou quase diários. Na Espanha, um estudo mostrou que 9% dos pacientes têm sintomas que perduraram por até cinco anos.[3,4]

A UCE é uma manifestação clínica que acomete os pacientes em qualquer idade, sendo observado um pico de incidência entre 20 e 40 anos. Acomete mais frequentemente mulheres, em uma proporção de 2:1 comparadas aos homens.[3,5] A prevalência na faixa etária supracitada, isto é, a população em idade produtiva, é o que causa absenteísmo ao trabalho, alteração da concentração no trabalho, além do aspecto de imprevisibilidade da doença. A urticária crônica espontânea tem como primeira opção terapêutica os anti-histamínicos de segunda geração, porém em 30% dos casos aproximadamente não há resposta a esse tratamento, gerando perda de qualidade de vida associada a busca da causa e constantes visitas ao pronto-socorro e a vários especialistas.

A UCE afeta significativamente muitos aspectos da vida diária do paciente, resultando no comprometimento da qualidade de vida, com impactos diretos e indiretos no sistema de saúde (Figura 4.2).[1,5-11]

Além dos sintomas e sinais clássicos associados à doença (prurido, ardor, urticas e angioedema), outros fatores de grande importância para os pacientes incluem:

⮕ **Imprevisibilidade das exacerbações:** aparecimento súbito das urticas e/ou angioedema que causa grande ansiedade ao paciente;[1,11]

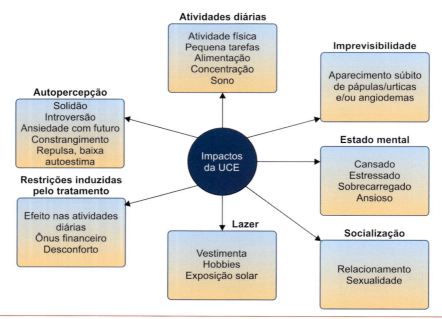

Figura 4.2. Impactos da UCE. Adaptada de Maurer *et al.*, 2011; Silvares *et al.*, 2011; Grob *et al.*, 2005; Ozkan *et al.*, 2007; Chung *et al.*, 2010; Kang *et al.*, 2009.[1,5-11]

- **Privação de sono e fadiga:** os sintomas podem ser suficientemente incômodos para interferir nos padrões normais de sono. Além disso, a UCE tem sido associada a ansiedade e depressão;[1,5-11]
- **Isolamento social:** os pacientes são afetados em diversos aspectos da vida social, evitando convívio, festas, reuniões sociais pelo medo de repentinamente sofrer uma crise da doença.[11]

AVALIAÇÃO DA ATIVIDADE DA DOENÇA

O *Urticaria Activity Score* (UAS – 0 a 6 pontos) é atualmente o instrumento mais utilizado para avaliação da UCE. O UAS é baseado na avaliação dos sintomas-chave da urticária, isto é, prurido (coceira), e sinais-chave, ou seja, o número de urticas.[1,2]

No UAS, a intensidade do prurido varia de 0 (nenhum) a 3 (grave), e o número de urticas varia de 0 (nenhuma) a 3 (> 50 urticas) nas últimas 24 horas (Quadro 4.1).[1,2]

Como os sintomas da urticária variam frequentemente em intensidade a cada dia, a atividade global da doença é mais bem avaliada com a documentação do escore pelo paciente por um período maior que 1 dia (normalmente, 1 semana). Desse modo, a soma dos pontos marcados em 7 dias (UAS7 – 0 a 42 pontos) vem sendo muito utilizada na prática clínica para determinação da atividade da doença e monitoramento do tratamento (Figura 4.3).[1]

Quadro 4.1. UAS7 para avaliar atividade da doença em UCE0

Escore	Urticas	Prurido
0	Nenhuma	Nenhum
1	Leve (<20 urticas/24h)	Leve (presente, mas sem causar incômodo)
2	Moderada (20-50 urticas/24h)	Moderado (incômodo, mas sem interferir com as atividades diárias ou com o sono)
3	Intensa (>50 urticas/24h ou grandes áreas de urticas confluentes)	Intenso (prurido grave, o qual é suficientemente incômodo para interferir nas atividades diárias ou afetar o sono)

Soma do escore: 0-6 para cada dia ao longo de uma semana (máxima pontuação de 42). Adaptado de Zuberbier, 2014.[3]

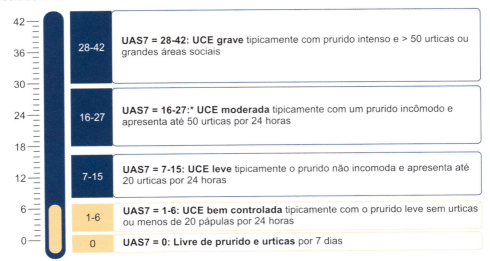

Figura 4.3. Classificação da doença de acordo com o instrumento UAS7. Adaptado de Kalil *et al.*, 2015.[12]

TRATAMENTO

O objetivo do tratamento de pacientes com UC engloba dupla abordagem:
1. eliminação/afastamento do agente causal ou estímulo;
2. tratamento farmacológico sintomático, reduzindo a liberação de mediadores por mastócitos e/ou o efeito desses mediadores nos órgãos-alvo.[1,2]

Com relação ao tratamento farmacológico, algumas opções podem ser consideradas:[1,2]

⮕ Anti-histamínicos H1 de primeira e segunda gerações;

⮕ Omalizumabe;

⮕ Ciclosporina;

⮕ Outras terapias: dapsona, colchicina, outros biológicos, metotrexato.

TERAPIA DA URTICÁRIA CRÔNICA COM BIOLÓGICOS

Omalizumabe

O omalizumabe é um anticorpo monoclonal humanizado anti-IgE indicado para adultos e adolescentes (acima de 12 anos de idade) com urticária crônica espontânea refratária ao tratamento padrão (anti-histamínicos de segunda geração) (Figura 4.4).

Foi desenvolvido originalmente para o tratamento da asma alérgica, sendo recentemente aprovado para o tratamento da urticária crônica espontânea.[13]

Inicialmente, o uso do omalizumabe em urticária se baseou na observação de pacientes asmáticos que apresentavam urticária crônica que melhorava dos sintomas quando utilizavam o biológico.[13]

Essa observação iniciou vários relatos de casos de sucesso no tratamento de urticária que motivaram posterirormente estudos controlados que tiveram como função primeiramente identificar a dose que deveria ser utilizada e o tempo de uso da molécula O primeiro estudo quase experimental para determinação da dose foi o estudo de Kaplan et al. (2008),[14] com melhora dos sintomas em12 pacientes com UCE autoimune que continuam sintomáticos apesar do tratamento padrão, na dose de ≥ 0,016 mg/kg/IU mL-1 IgE por mês, a cada 2 ou 4 semanas, por 16 semanas.

A essas séries de casos tratadas com o biológico seguiram-se estudos cujo objetivo era a determinação da dose do mesmo biológico, como o estudo conduzido por Maurer et al. em 2011, denominado X- CUISITE,[14] multicêntrico, randomizado, duplo-cego, controlado por placebo, incluindo 49 pacientes com UCE portadores de com UAS7 ≥ 10 ao final da avaliação clínica e laboratorial inicial e sintomáticos apesar do tratamento com anti-histamínicos. A esses pacientes foi dada a dose de 75 e 375 mg de omalizumabe e comparados ao placebo, mostrando melhora do UAS7.

Deve-se, porém, aos estudos de fase III, multicêntricos, randomizados, duplo-cegos, controlados por placebo, de Maurer et al.[15] e Saini et al.,[16] que realizaram os estudos denominados ASTERIA I e II a determinação da dose, em que foram tratados pacientes com a dose de 75, 150, 300 mg versus placebo, demonstrando melhora e redução do UAS < 6 em 69,7% pacientes, além da diminuição do prurido e melhora da qualidade de vida. A dose estabelecida em ambos os estudos como a melhor em relação à qualidade de vida, ao prurido e à UAS foi a de 300 mg. A diferença entre os estudos ASTERIA I e II foi o tempo de tratamento no ASTERIA I:12 semanas e 24 semanas no ASTERIA II, ambos, porém, demonstrando a eficácia da molécula em um grande número de pacientes.[15,16] O estudo GLACIAL[17] foi realizado com dose fixa, 300 mg, preestabelecida, e visava determinar o perfil de segurança da molécula. Foi considerado o estudo mais próximo da vida real, já que os pacientes podiam utilizar qualquer terapêutica associada ao biológico.[17]

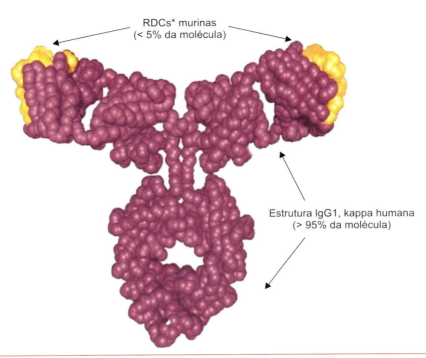

Figura 4.4. Estrutura do omalizumabe.

Após esses estudos de fase III, inúmeros estudos independentes, com desenhos sob a forma de séries de casos, estudos duplo-cegos retrospectivos ou prospectivos, demonstraram a eficácia do biológico em casos de urticária crônica espontânea.[13]

Vários estudos têm sido publicados, estudando a molécula em pacientes com outros tipos de urticária, incluindo dermografismo, urticária solar, urticária de pressão e inclusive urticária vasculite, com resultados variáveis, com taxas de melhora de 39 a 78% de melhora da doença.[13]

Outras conclusões observadas durante os estudos de fase III foram três evidências:

1. existem dois perfis de respondedores a molécula: "respondedores rápidos", que geralmente respondem após a primeira dose, e "respondedores lentos", que podem responder até a 6ª dose.[18] Não existe como prever o tipo de resposta do doente até o presente momento, portanto, o preconizado é que a terapêutica seja mantida por 24 semanas;[15,18]
2. após as 24 semanas de tratamento existem um retorno aos sintomas em alguns pacientes e uma tendência a elevação da UAS, porém se observa que os níveis de atividade da doença são geralmente menores que antes do tratamento, ou seja, a doença retorna em alguns pacientes, porém de forma mais branda.[13] Nesses pacientes pode ser necessário um novo tratamento com o omalizumabe;[18]
3. embora os estudos de fase III tenham sido realizados durante 24 semanas de tratamento (6 doses), na verdade outros estudos mostraram que o paciente pode permanecer por um maior tempo em tratamento.[18]

Uma questão que permanece ainda em debate é sobre o mecanismo de ação da molécula, já que sua função primária é o sequestro da IgE, formando dímeros (Figura 4.5), trímeros e hexâmeros, impedindo assim sua ação.[19]

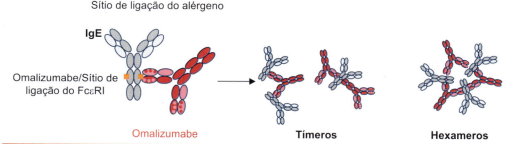

Figura 4.5. Ligação do omalizumabe com a IgE.

Uma hipótese sobre o mecanismo de ação do omalizumabe na UCE é que ele diminui os níveis de IgE livre no sangue.[19] Isso ocasiona, por um mecanismo refinado de *regulação negativa*, a diminuição do número de receptores de alta afinidade para IgE (FcεRI) na superfície de mastócitos e basófilos, o que resulta na supressão da ativação celular e de respostas inflamatórias.[19] Como consequência, ocorre a redução da frequência e da intensidade dos sintomas de UCE.[19] Outra hipótese é a de que a diminuição dos níveis de IgE livre circulante leva a uma dessensibilização rápida e não específica de mastócitos cutâneos.[19] Também é postulado que o mastócito que vai tendo uma regulação negativa para a produção de receptores de alta afinidade para que IgE fique cada vez mais hiporreativo (denominado por alguns autores "mastócito nu"). Outros autores como Maurer *et al.*[15] encontraram a presença de anticorpos IgE contra peroxidase tireoidiana e DNA, postulando que na verdade alguns grupos de pacientes com urticária crônica poderiam na verdade ter uma autorreatividade IgE- dependente. Assim, o uso de omalizumabe bloquearia esses autoanticorpos IgE.[15]

O omalizumabe é comercializado sob forma de pó estéril liofilizado (150 mg de omalizumabe) em um frasco de 5 mL de uso único, que é reconstituído com água estéril para injeção.[20] A dose recomendada em bula é de 300 mg por injeção subcutânea a cada 4 semanas. Alguns pacientes podem conseguir controlar seus sintomas com uma dose de 150 mg a cada 4 semanas.[13] Os médicos responsáveis pela prescrição são aconselhados a reavaliar periodicamente a necessidade de continuação da terapia. A dose não é dependente do nível sérico (total ou livre) de IgE ou peso corporal. A diluição da medicação pode demorar até 40 minutos e deve ser realizada mexendo-se o frasco lentamente.[20] O tempo de administração da injeção deve ser lento, devido à viscosidade da solução, e não devem ser administrados mais que 150 mg por local de injeção.[20]

Atualmente, o omalizumabe é considerado a terapia de escolha para as urticarias refratárias ao tratamento com anti-histamínico de segunda geração, mas como terapia adicional, ou seja, o paciente deve estar utilizando anti-histamínico de segunda geração, não devendo assim ser utilizado isoladamente.[1,21]

Os eventos adversos (EAs) mais comuns relatados por pacientes em uso de omalizumabe incluíram: náusea, nasofaringite, sinusite, infecção do trato respiratório superior, artralgia, cefaleia e tosse.[13]

Recentemente, Gimenez-Arnau AM[18] *et al.* publicaram um guia prático do uso de omalizumabe. As recomendações do seu uso, tempo e monitoramento podem ser consultadas na Quadro 4.2.

Agente Biológico Anti-CD20 (Rituximabe e Afins)

Constituem um grupo de anticorpos monoclonais quiméricos contra a proteína CD20, a qual é primariamente expressa em células (linfócitos) B.[22] O rituximabe destrói os linfócitos B e reduz a produção dos autoanticorpos. Foi empregado em três relatos de casos, sendo eficaz em

Quadro 4.2. Recomendações práticas para o uso de omalizumabe

Dose inicial	300 mg/mês
Monitoramento	UAS7 e/ou urticaria *control test* (não válida no Brasil)
Modalidade do tratamento	Contínuo, não utilizar intermitentemente
Exames prévios	Hemograma. Se houver eosinofilia, deverá ser solicitado PPF antes do uso
Segurança	Estudos de longo prazo em asma mostram que a droga é considerada segura. Os estudos de fase III para urticária demonstraram a segurança da molécula
Resposta ao tratamento	Existem dois tipos de respondedores: rápidos (48 horas) e lentos
Previsão de resposta lenta ou rápida	Não há
Quando devo parar o uso do imunobiológico?	Deve ser feita uma fase de pelo menos 24 semanas de uso da molécula. Após 6 injeções, se o paciente permanece assintomático poderá ser aumentado o intervalo entre as doses
Se o paciente após um tempo recrudescer a urticária poderá tratar novamente com o omalizumabe	Sim
Quando posso afirmar que o paciente é um não respondedor	Após 24 semanas de tratamento
O omalizumabe pode ser utilizado para outros tipos de urticária (induzida, por exemplo)	Existem estudos favoráveis ao uso, e no consenso realizado em Berlim em 2016[21] houve aprovação para o uso em urticária crônica, independentemente se espontânea ou induzida. Porém o uso no Brasil para urticária induzida é *off label* (não aprovado pela Anvisa)
É efetivo para angioedema espontâneo?	Sim

Adaptado de Gimenez-Arnau *et al.*[18]

dois doentes com UC resistente aos anti-H1[22,23] e ineficaz em outro doente.[24] Não há estudos de maior evidência científica, devendo seu uso ficar restrito a casos de urticária crônica não controlada com o emprego de outras terapias.

Agentes Anti-TNF-α

Wilson *et al.*[25] trataram 6 doentes com UC que já haviam recebido, sem sucesso, a associação de tratamento anti-H1 e imunossupressores, utilizando diferentes agentes anti-TNFα (4 com etanercepte, 1 com infliximabe e 1 com adalimumabe), baseando-se no fato de que estudos prévios haviam demonstrado elevação sérica e na pele, do TNF-α em doentes com UC em relação aos controles.[26,27] Obtiveram melhora da urticária com remissão de tempo variando entre meses a anos, sendo que em 3 doentes foram retiradas todas as outras medicações e a urticária permaneceu em remissão duradoura.[25]

CONSIDERAÇÕES FINAIS

Os agentes biológicos constituem um inovador e promissor grupo terapêutico incorporado à dermatologia em diversos campos da especialidade, entre elas, de forma crescente, nas urticárias crônicas. O único agente até o prezado momento que apresenta evidência científica de elevada relevância, quanto à eficácia e segurança no tratamento da urticária crônica espontânea (UCE), é o omalizumabe. Como todos os agentes biológicos, não constitui medicamento de primeira linha no tratamento da UCE;[28] no entanto, é uma nova esperança ao alcance de uma melhor qualidade de vida e controle da doença entre os pacientes com UCE que não responderam à primeira e segunda linhas de agentes terapêuticos.

REFERÊNCIAS BIBLIOGRÁFICAS

1. Maurer M, Weller K, Bindslev-Jensen C, Giménez-Arnau A, Bousquet PJ, Bousquet J, et al. Unmet clinical needs in chronic spontaneous urticaria. A GA2LEN task force report. Allergy. 2011;66:317-30.
2. Criado PR, Criado FJ, dos Reis VM, Maruta CW. Chronic urticaria in adults: state-of-the-art in the new millennium. An Bras Dermatol. 2015;90(1):74–89.
3. Zuberbier T, Aberer W, Asero R, Bindslev-Jensen C, Brzoza Z, Canonica GW, et al. The EAACI/GA2LEN/EDF/WAO Guideline for the definition, classification, diagnosis, and management of urticaria: The 2013 revision and update. Allergy Eur J Allergy Clin Immunol. 2014;69(7):868–87.
4. Calamita Z, Bronhara A, Calamita P. Chronic spontaneous urticaria: epidemiological characteristics focusing on the histocompatibility profile and presence of antibodies. Inflamm Allergy Drug Targets. 2013;12:8–11.
5. Garriga-Companys S, Labrador-Horrillo M. Urticaria crónica espontánea. Med Clin (Barc). 2014;142(6):275–8.
6. Silvares M, Fortes M, Miot H. Quality of life in chronic urticaria: a survey at a public university outpatient clinic, Botucatu (Brazil). Rev Ass Med Bras. 2011;57(5):565–9.
7. Grob JJ, Revuz J, Ortonne JP, Auquier P, Lorette G. Comparative study of the impact of chronic urticaria, psoriasis and atopic dermatitis on the quality of life. Br J Dermatol. 2005;152(2):289–95.
8. Ozkan M, Oflaz SB, Kocaman N, Ozseker F, Gelincik A, Büyüköztürk S, et al. Psychiatric morbidity and quality of life in patients with chronic idiopathic urticaria. Ann Allergy Asthma Immunol 2007;99(1):29-33.
9. Chung MC, Symons C, Gilliam J, Kaminski ER. The relationship between posttraumatic stress disorder, psychiatric comorbidity, and personality traits among patients with chronic idiopathic urticaria. Compr Psychiatry 2010a;51:55-63.
10. Chung MC, Symons C, Gilliam J, Kaminski ER. Stress, psychiatric co-morbidity and coping in patients with chronic idiopathic urticaria. Psychol Health. 2010b;25:477-90.
11. Kang MJ, Kim HS, Kim HO, Park YM.. The impact of chronic idiopathic urticaria on quality of life in korean patients. Ann Dermatol. 2009;21:226-9.
12. Kalil S, McBride D, Gimenez-Arnau A, Grattan C, Balp M-M, Stull DE. Weekly urticaria activity score (uas7) and dermatology life quality index (DLQI) in validation of chronic spontaneous/idiopathic urticaria (CSU/CIU) health states. J Allergy Clin Immunol 2015; 135(2), AB131, Supplement.
13. Casale T et al. Omalizumab reduced symptoms and improved health-related quality of life (HRQoL) in patients with refractory chronic spontaneous/idiopathic urticaria (CSU/CIU) in three randomized, double-blind, placebo-controlled phase III trials: A post-hoc analysis of percent change from baseline. Allergy. 2014;69(99):573–619.
14. Kaplan AP, Joseph K, Maykut RJ, Geba GP, Zeldin RK.. Treatment of chronic autoimmune urticaria with omalizumab. J Allergy Clin Immunol. 2008;122(3):569-73. doi: 10.1016/j.jaci.2008.07.006.
15. Maurer M, Altrichter S, Bieber T, Biedermann T, Bräutigam M, Seyfried S, et al. Efficacy and safety of omalizumab in patients with chronic urticaria who exhibit IgE against thyroperoxidase. J Allergy Clin Immunol. 2011;128(1):202– 9.e5.
16. Saini SS, Bindslev-Jensen C, Maurer M, Grob JJ, Bülbül Baskan E et al. Efficacy and safety of omalizumab in patients with chronic idiopathic/spontaneous urticaria who remain symptomatic on h1-antihistamines: a randomized, placebo-controlled study. J Invest Dermatol. 2015;135:67–75.
17. Kaplan A, Ledford D, Ashby M, Canvin J, Zazzali JL, Conner E, et al. Omalizumab in patients with symptomatic chronic idiopathic/spontaneous urticaria despite standard combination therapy. J Allergy Clin Immunol. 2013; 132:101-9.
18. Gimenez-Arnau A. M, Toubi E, Marsland A. M, Maurer M. Clinical management of urticaria using omalizumab: the first licensed biological therapy available for chronic spontaneous urticaria. DOI: 10.1111/jdv.13697.
19. Košnik M, Kopač P, Eržen R, Bajrović N, Adamič K, Lalek N, et al. Omalizumab in chronic urticaria: our experience and literature review. Acta Dermato Venereol Alp Pannonica Adriat. 2014;23(3):57-61.
20. Bula do Omallizumabe (Xolair) https://portal.novartis.com.br/upload/imgconteudos/1815.pdf.
21. 5th Consensus Conference on the Update and Revision of the EAACI/GA²LEN/EDF/WAO Guideline for Urticaria. Berlin,1 December 2016. www.urticariaguideline.org.

22. Chakravarty SD, Yee AF, Paget SA. Rituximab successfully treats refractory chronic autoimmune urticaria caused by IgE receptor autoantibodies. J Allergy Clin Immunol. 2011;128(6):1354-5.
23. Arkwright PD. Anti-CD20 or anti-IgE therapy for severe chronic autoimmune urticaria. J Allergy Clin Immunol. 2009;123(2):510-1.
24. Mallipeddi R, Grattan CE. Lack of response of severe steroid-dependent chronic urticaria torituximab. Clin Exp Dermatol. 2007;32(3):333-4.
25. Wilson LH, Eliason MJ, Leiferman KM, Hull CM, Powell DL. Treatment of refractory chronic urticaria with tumor necrosis factor-alfa inhibitors. J Am Acad Dermatol. 2011;64(6):1221-2.
26. Piconi S, Trabattoni D, Iemoli E, Fusi ML, Villa ML, Milazzo F, et al. Immune profiles of patients with chronic idiopathic urticaria. Int Arch Allergy Immunol. 2002;128:59-66.
27. Hermes B, Prochazka AK, Haas N, Jurgovsky K, Sticherling M, Henz BM. Upregulation of TNF-alpha and IL-3 expression in lesional and uninvolved skin in different types of urticaria. J Allergy Clin Immunol. 1999;103(2 pt 1):307-14.
28. Bernstein JA, Lang DM, Khan DA, Craig T, Dreyfus D, Hsieh F, Sheikh J, et al. The diagnosis and management of acute and chronic urticaria: 2014 update. J Allergy Clin Immunol. 2014; 133:1270-7.

Biológicos na Oncologia Cutânea

5

Denis R. Myiashiro

INTRODUÇÃO

Com o avanço da medicina translacional, o conhecimento sobre o comportamento biológico das células neoplásicas e suas interações com o microambiente tumoral é traduzido em pesquisas clínicas com novas drogas. Nesse contexto, o papel dos medicamentos biológicos na oncologia cutânea torna-se evidente, e é fundamental que dermatologistas conheçam essas novas possibilidades terapêuticas, que têm grande impacto no prognóstico e na qualidade de vida de pacientes com neoplasias malignas avançadas.[1]

Descreveremos os principais medicamentos biológicos utilizados no tratamento do melanoma, dos carcinomas basocelular e espinocelular e dos linfomas cutâneos.

MELANOMA

Melanoma é a neoplasia maligna dos melanócitos. Seu comportamento é agressivo, e a doença pode progredir rapidamente, resultando em lesão primária irressecável ou metástases locais, regionais ou à distância. Na doença avançada, o prognóstico é reservado.[2]

Epidemiologia

A incidência do melanoma vem crescendo nos últimos anos, com estimativas de 76.400 novos casos e 10.100 mortes nos Estados Unidos em 2016. Homens são mais acometidos pela doença, na proporção de 1,6 casos novos para um caso novo diagnosticado no sexo feminino. O risco de desenvolvimento de melanoma na população branca ao longo da vida, do nascimento até a morte, é de 3% em homens (1 a cada 33 homens) e de 1,9% em mulheres (1 a cada 52 mulheres). O melanoma corresponde a 4% das neoplasias malignas que acometem jovens. Aproximadamente 85% dos pacientes brancos apresentam doença localizada na ocasião do diagnóstico. Na população negra, apenas 55% apresentam com doença localizada, devido à dificuldade do diagnóstico precoce nessa população.[3]

Características clínicas

O melanoma pode ser classificado em diversos subtipos clínicos e histológicos:

- **Melanoma extensivo superficial:** é o subtipo mais comum, correspondendo a cerca de 70% dos casos. Surge *de novo* ou a partir de lesão névica preexistente. Inicialmente, apresenta-se como lesão melanocítica assimétrica e de pigmentação irregular. Há uma fase de crescimento radial, com expansão horizontal da lesão, e células neoplásicas presentes na epiderme. Em seguida, ocorre a fase de crescimento vertical, com formação de pápulas ou nódulos, e células neoplásicas infiltrando a derme;[4,5]
- **Melanoma nodular:** corresponde a 15 a 30% dos melanomas, apresentando-se como pápula ou nódulo azul a enegrecido, ulcerado, de crescimento rápido (em poucos meses). Histologicamente, há crescimento vertical desde o surgimento da neoplasia, ou seja, desde o início há células neoplásicas infiltrando a derme;[4,5]
- **Lentigo maligno e lentigo maligno melanoma:** representam até 15% dos melanomas e são mais frequentes em idosos. O lentigo maligno é um melanoma *in situ* na pele com fotodano crônico, e acomete principalmente a face. Desenvolve-se lentamente como uma mácula de bordas irregulares e coloração variada. Em cerca de 5% dos casos, o lentigo maligno progride para o lentigo maligno melanoma, com rompimento da membrana basal da junção dermoepidérmica e disseminação das células neoplásicas para a derme, quando surgem pápulas ou nódulos entremeando a lesão macular;[4]
- **Melanoma lentiginoso acral:** é o melanoma que acomete palmas, plantas e aparelho ungueal. Corresponde a 5 a 10% dos melanomas, com uma frequência mais elevada nas populações negra e asiática. Apresenta-se como mácula assimétrica, de cores e bordas irregulares. O melanoma da matriz ungueal manifesta-se como melanoníquia longitudinal, com pigmentação que pode se estender além das pregas ungueais;[4]
- **Melanoma amelanótico:** todos os subtipos previamente descritos podem apresentar-se como variantes amelanóticas, em que a lesão não é pigmentada. Esses casos são frequentemente confundidos com verrugas e carcinomas espinocelulares ou basocelulares, e seu diagnóstico é difícil;[6]
- **Melanoma ocular:** forma rara de melanoma, que pode acometer conjuntiva ou úvea;[7]
- **Melanoma de mucosa:** pode acometer mucosas oral, nasofaríngea, laríngea, vaginal e anal. São raros e, em geral, diagnosticados em estágios avançados.[7]

Diagnóstico

O diagnóstico é aventado pelo exame clínico e corroborado pelo exame dermatoscópico. Critérios dermatoscópicos sugestivos de melanoma são: rede pigmentar atípica, estrias, véu branco-azulado, estruturas de regressão, pontos e glóbulos irregulares, manchas irregulares e estruturas vasculares irregulares. A partir da suspeição clínica e dermatoscópica, deve-se confirmar o diagnóstico pelo exame anatomopatológico de biópsia excisional da lesão.[8,9]

À histologia, observam-se melanócitos atípicos, de tamanhos e formatos variados, núcleos pleomórficos, isolados ou agrupados em ninhos, restritos à epiderme (fase de crescimento horizontal) ou invadindo a derme (fase de crescimento vertical).[9,10]

Estadiamento

Após o diagnóstico, é feito o estadiamento, que vai definir as condutas e o prognóstico da doença. Histologicamente, os fatores com impacto no prognóstico são: espessura do tumor (Breslow), ulceração e número de mitoses por mm^2. Biópsia do linfonodo sentinela é indicada para melanoma com Breslow maior ou igual a 0,76 mm ou com número de mitoses maior ou igual a 1 por mm². Também são realizadas tomografias computadorizadas de tórax, abdômen e pelve, além de ressonância magnética de crânio caso o paciente apresente sintomas neurológicos. Dosagem de desidrogenase lática é utilizada para o estadiamento inicial em caso de doença metastática e para o seguimento após o tratamento.[2]

Tratamento

O tratamento é feito com excisão ampla no local do sítio primário, com margens de excisão variando de acordo com a espessura do tumor (Tabela 5.1). Se houver presença de micrometástases nos linfonodos sentinela, realizar a excisão de toda a cadeia linfonodal acometida.[2,9]

Dacarbazina e interleucina-2 em doses altas eram os únicos tratamentos aprovados pelo órgão regulatório norte-americano, a FDA (Food and Drug Administration) até meados de 2011 para melanoma metastático. Porém, as taxas de resposta eram baixas (15 a 20% para dacarbazina e 16% para interleucina-2), as taxas de efeitos adversos graves eram altas e não havia melhora na sobrevida.[11-14]

A identificação de mutações nas vias de sinalização ativadoras da proliferação celular nas células malignas do melanoma impeliu o estudo de terapias-alvo para o tratamento da doença avançada.[15] Além disso, o aprofundamento no estudo da influência dos linfócitos reativos em resposta aos antígenos tumorais, e dos mecanismos de escape das neoplasias malignas à vigilância imunológica, levou ao progresso da imunoterapia, com o desenvolvimento de drogas cujo objetivo é expor as células malignas à atividade linfocitária antitumoral.[16]

Tabela 5.1. Margens cirúrgicas para o tratamento do melanoma cutâneo primário

Espessura de Breslow (mm)	Margens cirúrgicas (cm)
In situ	0,5
≤ 1,00	1,0
1,01 a 2,00	1,0 a 2,0
≥ 2,01	2,0

Via MAPK no melanoma

A via de sinalização MAPK (*mitogen-activated protein kinase*), também conhecida como via Ras-Raf-MEK-ERK, é composta por uma cadeia de proteínas cuja função é levar um sinal extracelular até o núcleo da célula, resultando na regulação de funções celulares vitais, tais como expressão gênica, mitose, metabolismo, motilidade, sobrevivência, apoptose e diferenciação celular. A via inicia-se com a ligação de um fator de crescimento ao receptor de tirosina quinase na superfície celular, presente em todas as células eucarióticas. Iniciando-se o estímulo à via, ocorre a ativação sequencial de Ras, Raf, MEK e ERK, promovendo a transcrição do código genético no núcleo das células (Figura 5.1). Dentre as diversas etapas, há numerosos mecanismos regulatórios. A ativação constitutiva de algumas dessas proteínas causa um estímulo anormal à via MAPK, resultando na proliferação celular e na sobrevivência das células, processo observado em muitas neoplasias malignas.[17]

Três proteínas compõem a família Raf: A-Raf, B-Raf, e C-Raf.[18] Mutações no gene *BRAF* levando à ativação constitutiva da proteína quinase B-raf é encontrada em cerca de 50 a 60% dos melanomas.[15] Outras mutações encontradas são: mutações ativadoras no NRAS, em 25% dos melanomas; perda da função do NF1 (inibidor do NRAS), em 15%; e uma pequena proporção apresenta mutações ativadoras no KIT (receptor tirosina quinase), ou translocações/fusões

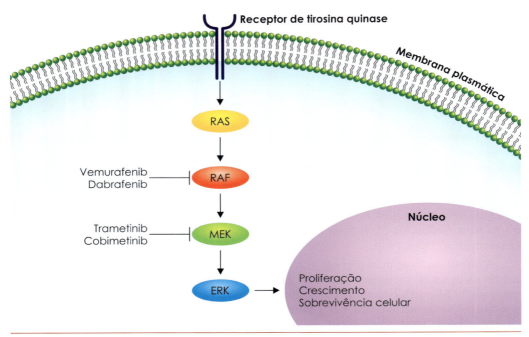

Figura 5.1. Via da MAPK e inibidores do BRAF e MEK.

no ALK ou no ROS (receptores tirosina quinase) com outros genes.[19,20] Todas essas alterações genéticas levam ao estímulo à via de sinalização da MAPK, que resulta no estímulo à proliferação celular.[15,21]

No melanoma, cerca de 90% das mutações no BRAF ocorrem no códon 600, e, dentre estes, 90% correspondem à substituição de um único aminoácido, resultando na troca de valina (V) por ácido glutâmico (E), mutação denominada BRAFV600E. A segunda mutação mais comum (5 a 6% dos casos) é a substituição de valina por lisina (K), causando a mutação BRAFV600K, seguida pelo BRAFV600R, em que a valina é substituída pela arginina (R), e BRAFV600D, em que a valina é substituída pelo ácido aspártico (D).[22]

Imunovigilância no melanoma

A interação de células T com antígenos tumorais é regulada por receptores coestimulatórios e coinibitórios, para se obter uma resposta apropriada contra as células neoplásicas e assegurar que antígenos próprios não sejam atacados. Um dos mecanismos de controle da autorreatividade dos linfócitos é a expressão dos correceptores CTLA-4 (*cytotoxic T-lymphocyte-associated antigen* 4) e do PD-1 (*programmed death*-1), que inibem a função das células T quando expostos a antígenos próprios.[23]

O CTLA-4 é receptor presente em linfócitos T citotóxicos ativados, e inibe a resposta imune mediada por essas células. Esse receptor compete com o CD28 (receptor ativador) pelos ligantes CD80 e CD86 das células apresentadoras de antígenos (Figura 5.2).[24]

O PD-1 é um receptor expresso em células B e células T ativadas. É semelhante ao CTLA-4, com função imunossupressora. Ao se ligar aos seus ligantes (PD-L1 e PD-L2), causa diminuição da proliferação das células T, da produção de IL-2 e da sobrevivência das células T (Figura 5.3).[25,26]

Células tumorais escapam da vigilância imunológica expressando ligantes do CTLA-4 e do PD-1, inibindo a resposta imune antitumoral.[23]

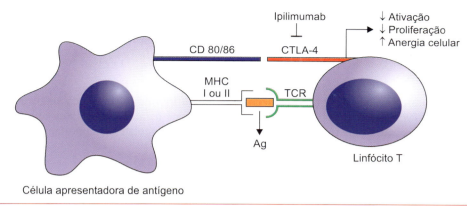

Figura 5.2. CTLA-4 e ipilimumabe.

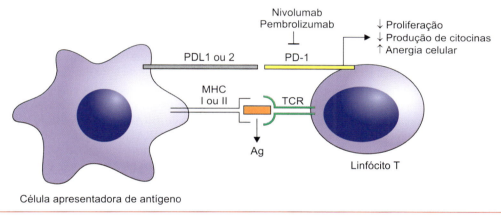

Figura 5.3. PD-1, Nivolumabe e pembrolizumabe.

VEMURAFENIBE

Introdução

Vemurafenibe (Zelboraf®) é um inibidor seletivo da proteína quinase BRAF.

Mecanismo de ação

O vemurafenibe liga-se ao BRAF constitutivamente ativado com a mutação V600E, inibindo sua ação. Deste modo, a via da MAPK é bloqueada, impedindo a proliferação celular e induzindo a regressão tumoral.[27]

Indicações

Em 2011, foi aprovado pela FDA para o tratamento de melanoma irressecável ou metastático com a mutação BRAF V600E.

Contraindicações

Contraindicado em pacientes com hipersensibilidade à droga.

Posologia

O vemurafenibe está disponível em comprimidos de 240 mg. A dose recomendada é de 4 comprimidos (960 mg) a cada 12 horas, independentemente da alimentação. Seu uso deve ser feito até a progressão da doença, ou até o surgimento de efeitos colaterais importantes.[27]

Eficácia

A taxa de resposta global (respostas parciais e completas) é de cerca de 50%, com duração média da resposta de 6 a 7 meses.[28] Ensaios clínicos de fase 3 comparando vemurafenibe com dacarbazina demonstraram superioridade do inibidor do BRAF, com redução no risco de morte pela doença em 63% e sobrevida média de 13 meses, significativamente maior em comparação com a sobrevida média de 9 meses obtida com a dacarbazina.[29,30]

Efeitos colaterais

Os efeitos colaterais mais frequentes são reações cutâneas, artralgia e fadiga. *Rash* e fotossensibilidade são as alterações dermatológicas mais comuns, acometendo até 40% dos pacientes.[28-30]

Em cerca de 20%, observa-se o surgimento de carcinomas espinocelulares cutâneos e queratoacantomas.[28-30] Esse efeito paradoxal com o uso do vemurafenibe ocorre pela ativação da via da MAPK em queratinócitos normais, sem mutação no gene do BRAF (*wild-type* BRAF). Mutações ativadoras nos componentes da via MAPK anteriores ao BRAF, como nos receptores de tirosina quinases ou na proteína RAS, permitem que a sinalização prossiga via CRAF, ativando subsequentemente MEK e ERK, resultando na hiperproliferação dos queratinócitos. Portanto, o vemurafenibe não tem efeitos carcinogênicos diretos sobre os queratinócitos, mas potencializa mutações oncogênicas preexistentes em lesões subclínicas. O surgimento dessas lesões hiperproliferativas ocorre nas primeiras semanas após o início do tratamento, diferentemente do que é observado com o uso de drogas citotóxicas, em que o desenvolvimento de neoplasias ocorre após anos. O tratamento dos casos de carcinomas espinocelulares cutâneos pelo uso de inibidores do BRAF é feito com a excisão das lesões, sem necessidade de suspensão do tratamento.[31-33]

Interações

O vemurafenibe é um substrato do citocromo P450, e, portanto, sua administração com drogas inibidoras ou indutoras do citocromo P450 deve feita com cautela.

Utilização em populações específicas

Na gestação, vemurafenibe é categoria D. Mulheres em idade fértil e homens devem ser orientados a manter o uso de métodos contraceptivos durante o tratamento com vemurafenibe e por pelo menos 2 meses após sua suspensão. Quanto à amamentação, não há estudos sobre a excreção de vemurafenibe no leite, porém, devido ao risco potencial de reações adversas graves nos lactentes, é recomendada a suspensão da droga ou da amamentação. Não foram estabelecidas a segurança e a eficácia para pacientes com menos de 18 anos. Pacientes com insuficiência renal ou hepática leve a moderada não necessitam de ajuste de dose. Não há estudos para pacientes com insuficiência renal ou hepática graves.

DABRAFENIBE

Introdução

O dabrafenibe (Tafinlar®) é um inibidor seletivo da proteína quinase BRAF.

Mecanismo de ação

Assim como o vemurafenibe, o dabrafenibe inibe a ação do BRAF mutado, reduzindo a proliferação das células neoplásicas.

Indicações

Em monoterapia, o dabrafenibe foi aprovado pela FDA em 2013 para o tratamento de melanoma irressecável ou metastático com a mutação BRAF V600E. Posteriormente, foi aprovado para uso em combinação com o trametinibe (inibidor do MEK) para melanoma irressecável ou metastático com as mutações BRAF V600E ou V600K.[34-36]

Contraindicações

É contraindicado em pacientes com hipersensibilidade à droga.

Posologia

O dabrafenibe está disponível em comprimidos de 50 mg e 75 mg. A dose recomendada é de 150 mg a cada 12 horas, devendo ser administrado 1 hora antes ou 2 horas após as refeições. Seu uso deve ser feito até a progressão da doença ou até o surgimento de efeitos colaterais importantes.[37]

Eficácia

A taxa de resposta global é de 50%, com duração da resposta de 6 meses e sobrevida média de 13 meses. Dabrafenibe mostrou-se eficaz inclusive em metástases cerebrais, com redução do volume tumoral em até 90% dos pacientes.[35,37]

Efeitos colaterais

Os efeitos colaterais mais frequentes são cutâneos (hiperqueratose, papilomas, alopecia e eritrodisestesia palmoplantar), presentes em até um terço dos pacientes. Outras reações adversas comuns são febre, fadiga, cefaleia e artralgia. Dez por cento dos pacientes desenvolvem carcinomas espinocelulares ou queratoacantomas em média 2 meses após a introdução da droga. Não há necessidade de interrupção do tratamento, e essas lesões podem ser tratadas com cirurgia excisional. Orientar as mulheres e homens sobre o risco de infertilidade e alteração na espermatogênese (observadas em ratos), que podem ser irreversíveis.[34]

Interações

Deve-se evitar a administração de dabrafenibe com drogas inibidoras ou indutoras do citocromo P450. Caso seja imprescindível o uso dessas drogas, fazer uma monitorização cautelosa das respostas clínicas e laboratoriais, uma vez que o dabrafenibe é um substrato do citocromo P450.

Utilização em populações específicas

Dabrafenibe é teratogênico e embriotóxico para ratos, e não há estudos em humanos. Também não há estudos avaliando a presença do dabrafenibe no leite humano. Portanto, são indicadas a contracepção e a interrupção da lactação durante o tratamento e até 2 semanas após a última dose. Não há estudos na população pediátrica. Em pacientes com insuficiência hepática leve e insuficiência renal leva ou moderada, não há necessidade de ajuste de dose. Em insuficiência hepática moderada a grave e insuficiência renal grave, não há estudos.

TRAMETINIBE

Introdução

O trametinibe (Mekinist™) é um inibidor reversível da ativação e da atividade de quinase do MEK1/2.

Mecanismo de ação

Na via de sinalização MAPK (Ras-Raf-MEK-ERK), as proteínas MEK1/2 são ativadas pelo BRAF. O trametinibe é um inibidor reversível, seletivo e alostérico da ativação e da atividade de quinase do MEK1/2, ou seja, o trametinibe se liga às proteínas MEK1/2, causando alterações conformacionais na molécula. Isso impede sua ação na fosforilação do ERK, interrompendo o estímulo da via, que culminaria com a proliferação celular.[38]

Indicações

Em 2013, o trametinibe foi aprovado pela FDA para uso em monoterapia ou em combinação com dabrafenibe para o tratamento de pacientes com melanoma irressecável ou metastático com mutações no BRAF V600E ou V600K. Não é indicado para pacientes que receberam tratamento prévio com inibidor do BRAF. Nesses casos, houve falha terapêutica devido ao fato de os mecanismos de resistência dos inibidores do BRAF e inibidores do MEK1/2 serem semelhantes. A taxa de resposta ao trametinibe não foi alterada pelo uso prévio de quimioterapia convencional ou imunoterapia.[36,39]

Contraindicações

O trametinibe é contraindicado em pacientes com hipersensibilidade à droga.

Posologia

O trametinibe está disponível em comprimidos de 0,5 mg e 2 mg, e a dose diária recomendada é de 2 mg 1 vez ao dia.[40]

Eficácia

Ensaio clínico de fase 3 comparando trametinibe com dacarbazina evidenciou taxa de resposta global de 22% com duração média da resposta de 5 meses e meio, significativamente maior em relação à dacarbazina. Apesar de as taxas de resposta serem menores em comparação com vemurafenibe e dabrafenibe, a sobrevida média atingida com o trametinibe em monoterapia foi de 14 meses, semelhante à dos inibidores do BRAF.[39,41]

Efeitos colaterais

Os efeitos colaterais mais frequentes são: dermatite acneiforme, *rash*, diarreia, edema periférico e fadiga. As reações cutâneas acometem até 80% dos pacientes, porém não foram observados casos de carcinomas espinocelulares cutâneos ou lesões cutâneas hiperproliferativas com uso do trametinibe. Estudos em ratos demonstrando alterações nos ovários indicam que o trametinibe pode causar infertilidade em humanos.[41]

Interações

O trametinibe é um substrato do citocromo P450, e, portanto, sua administração com drogas inibidoras ou indutoras do citocromo P450 deve feita com cautela.

Utilização em populações específicas

Não há dados sobre o uso em gestantes, porém o trametinibe tem efeito embriotóxico em coelhos e em ratos. Não há dados sobre a lactação, e, portanto, a amamentação deve ser suspensa durante o tratamento com a droga e por até 4 meses após a última dose. Sua segurança não foi estabelecida na população pediátrica. Em pacientes com insuficiência hepática leve e insuficiência renal leve ou moderada, não há necessidade de ajuste de dose. Em insuficiência hepática moderada a grave e insuficiência renal grave, não há estudos.

COMBINAÇÃO DE INIBIDORES DO BRAF E DO MEK1/2

Apesar das altas taxas de resposta e melhora na sobrevida, a maioria dos pacientes tratados com os inibidores do BRAF rapidamente desenvolve resistência (6 meses em média). Os mecanismos de resistência envolvem a reativação da via MAPK: aumento na atividade ou na expressão dos receptores de tirosina quinases, seleção de mutações ativadoras do NRAS, mudança da via da RAF-quinase do BRAF para CRAF, aumento na expressão do COT (quinase ativadora de MEK), e seleção de mutações ativadoras do MEK1/2.[42]

Para postergar o desenvolvimento de resistência, foram desenvolvidos estudos com a associação de inibidores do BRAF e inibidores do MEK1/2.

DABRAFENIBE E TRAMETINIBE

Indicações

A associação de dabrafenibe e trametinibe foi aprovada pela FDA em 2014, indicada para o tratamento de pacientes com melanoma irressecável ou metastático com mutações no BRAF V600E ou V600K.[36,43,44]

Contraindicações

Reações de hipersensibilidade a algum dos agentes.

Posologia

A posologia é a mesma das drogas usadas em monoterapia: 150 mg 2 vezes por dia do dabrafenibe, e 2 mg por dia do trametinibe.[36,43,44]

Eficácia

Ensaios multicêntricos de fase 3 demonstraram a superioridade da combinação do dabrafenibe com o trametinibe em relação à monoterapia com dabrafenibe ou vemurafenibe. As taxas de resposta globais variaram entre 64 e 76%, significativamente maiores do que os controles, com taxas entre 51 e 54%. Além disso, a sobrevida em 1 ano passou de 70% nos grupos tratados com monoterapia para 80% nos grupos tratados com a combinação, e a duração da resposta passou de 5 a 7 meses para até 14 meses.[36,43,44]

Efeitos colaterais

Febre é o efeito adverso mais comum, acometendo metade dos pacientes. Náuseas, diarreia, calafrios, fadiga, cefaleia e vômitos são outros efeitos frequentes, presentes em um terço dos que receberam a combinação. Há menos efeitos adversos cutâneos, incluindo carcinomas espinocelulares, que ocorrem em até 7% dos pacientes, frequência muito inferior aos 20% observados no uso de inibidores do BRAF em monoterapia. Isso reforça a hipótese de ativação paradoxal da via MAPK na gênese desses tumores cutâneos com o uso de inibidores do BRAF.[36,43,44]

Interações e utilização em populações específicas

Os cuidados com interações medicamentosas e em populações específicas são os mesmos observados com o uso das drogas em monoterapia.

VEMURAFENIBE E COBIMETINIBE

Mecanismo de ação

Cobimetinibe (Cotellic™) é um inibidor seletivo do MEK1/2.

Indicações

Cobimetinibe foi aprovado pela FDA em 2015 para o tratamento de melanoma irressecável ou metastático com mutação no BRAF V600E ou V600K em combinação com vemurafenibe.[45]

Contraindicações

Contraindicado em pacientes com reações de hipersensibilidade a algum dos agentes das drogas.

Posologia

Cobimetinibe está disponível em comprimidos de 20 mg, e a dose preconizada é de 60 mg/dia por 21 dias consecutivos, com uma pausa de 7 dias. O ciclo deve se repetir até a progressão da doença ou até o surgimento de efeitos adversos intoleráveis. A dose do vemurafenibe é a mesma utilizada em monoterapia: 960 mg a cada 12 horas.[45]

Eficácia

Um ensaio multicêntrico comparou o uso da combinação de cobimetinibe e vemurafenibe com o uso de vemurafenibe e placebo. Observou-se melhora de 45% para 68% na taxa de resposta global, além de se retardar o surgimento de resistência de 6 para 10 meses com o uso da combinação de cobimetinibe e vemurafenibe.[45]

Efeitos colaterais

Houve maior frequência de retinopatia, eventos gastrointestinais (diarreia, náusea ou vômitos), fotossensibilidade, aumento sérico de transaminases e aumento do nível de creatina quinase com a combinação em relação ao inibidor do BRAF, porém a maioria dessas reações foi leve. Por outro lado, a combinação reduziu a incidência de carcinomas espinocelulares cutâneos de 11% nos pacientes com monoterapia para 3% nos pacientes que receberam a combinação.[45]

Interações

O cobimetinibe, assim como o vemurafenibe, é um substrato do citocromo P450, e, portanto, sua administração com drogas inibidoras ou indutoras do citocromo P450 deve ser feita com cautela.

Utilização em populações específicas

Cobimetinibe é contraindicado na gestação, pois estudos em ratos demonstraram teratogenicidade e embriotoxicidade. Não há informações sobre a presença do cobimetinibe no leite humano, e, pelo risco potencial de reações graves em lactentes, é recomendado não amamentar durante o tratamento e por até 2 semanas após a última dose. A segurança não foi testada em pacientes pediátricos. Não há necessidade de ajuste de dose para insuficiência hepática leve a moderada ou insuficiência renal leve. Não há estudos em pacientes com insuficiência hepática moderada a grave ou insuficiência renal grave.

IPILIMUMABE

Introdução

Ipilimumabe (Yervoy®) é um anticorpo monoclonal IgG1 que se liga ao CTLA-4, bloqueando sua interação com seus ligantes CD80 e CD86.[24,26]

Mecanismo de ação

O bloqueio do CTLA-4 promove a proliferação e a ativação de linfócitos T efetores, além de reduzir a função de células T reguladoras, favorecendo a resposta das células T contra os antígenos tumorais.[46]

Indicações

O ipilimumabe foi aprovado pela FDA em 2011 para o tratamento de melanoma irressecável ou metastático.

Contraindicações

O ipilimumabe é contraindicado em pacientes com hipersensibilidade à droga.

Posologia

A dose preconizada é de 3 mg/kg via intravenosa, administrada em um período de 90 minutos a cada 3 semanas em um total de 4 doses. O medicamento está disponível em frascos de 10 ou 40 mL, na concentração de 5 mg/mL. Em caso de progressão da doença após o término dos 4 ciclos, a reintrodução da terapia mostra benefícios.[47]

Eficácia

Ensaio clínico de fase 3 comparando ipilimumabe com dacarbazina demonstrou taxa de resposta global ao ipilimumabe de 15%, com sobrevida média de 11 meses, significativamente maiores do que 10% de resposta e 9 meses de sobrevida média observadas com a dacarbazina.[46] Os efeitos do ipilimumabe são duradouros, levando a sobrevida em 5 anos de 18%.[48]

Efeitos colaterais

Reações imunomediadas ocorrem em mais da metade dos pacientes, sendo as mais frequentes: reações cutâneas (prurido, *rash* e vitiligo), gastrointestinais (diarreia e colite), endócrinas (hipotireoidismo, hipopituitarismo, hipofisite, insuficiência adrenal) e hepáticas (aumento de transaminases e hepatite). Outras reações frequentes são febre, fadiga e calafrios, presentes em até um terço dos pacientes.[46,47]

Para as reações imunomediadas graves, é necessária a instituição de tratamento precoce com corticoterapia sistêmica na dose de 1 a 2 mg/kg/dia, além da suspensão permanente do medicamento. O uso profilático de corticosteroide sistêmico não alterou a taxa de reações adversas.[49]

Uma nota importante na bula do ipilimumabe alerta que a maioria dos pacientes com reações imunomediadas graves teve manifestações no início do tratamento, mas que é possível desenvolver quadros graves semanas e até meses após a suspensão da droga, tornando necessário o acompanhamento regular e detalhado mesmo após o término dos 4 ciclos preconizados.

Interações

Não há estudos sobre interações medicamentosas com o ipilimumabe.

Utilização em populações específicas

É categoria C na gestação, e não se sabe se é excretado pelo leite humano. Portanto, é indicado avaliar a possibilidade de suspender a amamentação devido ao risco potencial de causar danos ao lactente. Não foi definida a sua segurança para pacientes pediátricos. Não é necessário ajustar a dose para insuficiência renal ou para insuficiência hepática leve. Não foi estudado em pacientes com insuficiência hepática moderada a grave.

NIVOLUMABE

Introdução

O nivolumabe (Opdivo®) é um anticorpo monoclonal humano IgG4 bloqueador do receptor PD-1.

Mecanismo de ação

Ao impedir a interação do receptor PD-1 com seus ligantes PD-L1 e PD-L2, o nivolumabe libera o linfócito T da inibição via PD-1, o que possibilita a proliferação de células T e a produção de citocinas com atividade antitumoral.[50]

Indicações

Seu uso em monoterapia é indicado para casos de melanoma irressecável ou metastático em pacientes com progressão da doença após uso de ipilimumabe ou de inibidores do BRAF (se a mutação no BRAF V600 estiver presente). Foi aprovado pela FDA em 2014.[50-52]

Contraindicações

O nivolumabe é contraindicado em pacientes com hipersensibilidade à droga.

Posologia

Em monoterapia, o nivolumabe é utilizado na dose de 3 mg/kg a cada 2 semanas. A droga está disponível em frascos de 40 mg/4 mL ou 100 mg/10 mL.[51,52]

Eficácia

Ensaios de fase 3 demonstraram superioridade do nivolumabe em relação à quimioterapia com dacarbazina ou paclitaxel com carboplatina, com taxas de resposta globais de 30 a 40% e sobrevida em 1 ano de 62 a 73%.[50-52]

Efeitos colaterais

Efeitos imunomediados afetam mais da metade dos pacientes, sendo mais frequentes as reações cutâneas (prurido, *rash*, vitiligo), gastrointestinais (diarreia, colite), endócrinas (hipotireoidismo, hipertireoidismo, hipofisite), pulmonares (pneumonite), renais (insuficiência renal) e hepáticas (aumento de transaminases). Reações graves são raras, presentes em menos de 2% dos pacientes. Nesses casos, o medicamento deve ser suspenso permanentemente. Outros efeitos colaterais mais comuns, afetando 15 a 30% dos pacientes, são: fadiga, prurido, *rash*, diarreia e náuseas.[50,51,53]

Interações

Não há estudos avaliando interações medicamentosas com nivolumabe.

Utilização em populações específicas

Não há estudos sobre o uso na gestação ou sobre a presença de nivolumabe no leite humano. Portanto, recomenda-se suspender a amamentação durante o tratamento com nivolumabe e manter a contracepção durante o tratamento e por até 5 meses após a última dose. Não há estudos na população pediátrica. Não é necessário o ajuste da dose para pacientes com insuficiência renal ou insuficiência hepática leve. Não há estudos em pacientes com insuficiência hepática moderada a grave.

PEMBROLIZUMABE

Introdução

O pembrolizumabe (Keytruda®) é um anticorpo monoclonal humanizado IgG4 anti-PD-1.[54]

Mecanismo de ação

O pembrolizumabe, assim como o nivolumabe, age bloqueando a interação entre o receptor PD-1 presente nos linfócitos e seus ligantes (PD-L1 e PD-L2) expressos pelas células neoplásicas.[54]

Indicações

Aprovado pela FDA em 2014 para o tratamento de melanoma irressecável ou metastático.

Contraindicações

O pembrolizumabe é contraindicado em pacientes com hipersensibilidade à droga.

Posologia

A dose é de 2 mg/kg em infusão intravenosa por 30 minutos a cada 3 semanas, até progressão da doença ou até o surgimento de efeitos adversos importantes. Sua apresentação é em frascos de 50 mg em pó liofilizado.[54]

Eficácia

A taxa de resposta global ao pembrolizumabe é de 20 a 30%, com sobrevida em 1 ano de 60 a 70%.[55,56] Ensaio de fase 3 demonstrou maior eficácia do pembrolizumabe em relação ao ipilimumabe, com taxas de resposta de 33% com pembrolizumabe e 12% com ipilimumabe e sobrevida estimada em 1 ano de 68 a 74% com pembrolizumabe e 58% com ipilimumabe. Essas taxas de resposta são observadas mesmo em casos que desenvolveram resistência ao tratamento com inibidores do BRAF/MEK.[56]

Efeitos colaterais

Os efeitos adversos mais comuns são: fadiga, diarreia, *rash* e prurido. Eventos imunomediados mais frequentes são hipotireoidismo, hipertireoidismo, colite, hepatite, hipofisite e pneumonite. Reações graves acometem até 10% dos pacientes tratados com pembrolizumabe, número significativamente menor do que o observado com o ipilimumabe (20%). Na presença de reações imunomediadas moderadas a severas é indicada a suspensão permanente da medicação.[56]

Interações

Não há estudos avaliando interações medicamentosas com pembrolizumabe.

Utilização em populações específicas

Não há estudos sobre seu uso na gestação ou sobre a excreção de pembrolizumabe no leite humano. Recomenda-se manter a contracepção e suspender a lactação durante o tratamento e por até 4 meses após a última dose. Não há estudos sobre segurança e eficácia na população pediátrica. Não há necessidade de ajuste de dose em pacientes com insuficiência renal ou insuficiência hepática leve. Não há estudos em pacientes com insuficiência hepática moderada a grave.

IPILIMUMABE + NIVOLUMABE

Indicações

A combinação de ipilimumabe com nivolumabe é indicada para pacientes com melanoma irressecável ou metastático, sem a mutação no BRAF. Foi aprovado pela FDA em 2015.

Contraindicações

A combinação é contraindicada para pacientes com reações de hipersensibilidade a algum dos agentes.

Posologia

Em combinação com ipilimumabe, a dose de nivolumabe é de 1 mg/kg, seguido pelo ipilimumabe 3 mg/kg via intravenosa no mesmo dia. A dose é repetida a cada 3 semanas, em um total de 4 doses. Após as 4 doses, suspende-se o ipilimumabe e modifica-se a dose do nivolumabe para 3 mg/kg a cada 2 semanas, até progressão da doença ou intolerabilidade.[57]

Eficácia

As taxas de resposta globais com a associação foram de 40 a 60%, significativamente superiores em relação aos 10 a 20% atingidos com a monoterapia com ipilimumabe e aos 40% atingidos com o nivolumabe. A duração da resposta também é maior com a combinação, com sobrevida livre de progressão de 11 a 14 meses, em relação aos 3 meses obtidos com o ipilimumabe, e 7 meses obtidos com o nivolumabe, ambos em monoterapia. Essas melhoras nas respostas também foram observadas mesmo em pacientes com tumores negativos para PD-L1.[57-59]

Efeitos colaterais

Efeitos colaterais mais comuns com a associação foram fadiga, *rash*, diarreia e prurido. Dentre os eventos imunomediados, os órgãos mais afetados foram pele (42%), trato gastrointestinal (19%), sistema endócrino (14%), fígado (6%) e pulmão (1,6%).[51,59]

Interações e utilização em populações específicas

Os cuidados com interações medicamentosas e em populações específicas são os mesmos observados com o uso das drogas em monoterapia.

CARCINOMA BASOCELULAR

Câncer de pele não melanoma é a neoplasia maligna mais comum no ser humano. Estima-se que cerca de 80% dos cânceres de pele não melanoma correspondem a carcinomas basocelulares (CBCs).[60] Na maioria dos casos, tratamento local com cirurgia (excisão simples ou cirurgia micrográfica de Mohs), radioterapia, terapia fotodinâmica, ou tratamentos tópicos com 5-fluorouracil, imiquimode e mebutato de ingenol são eficazes. Porém, em uma proporção pequena de pacientes, a neoplasia pode progredir para doença localmente avançada ou doença metastática.[61]

Os CBCs localmente avançados podem ser debilitantes, e o tratamento com cirurgia ou radioterapia pode se tornar impraticável devido à morbidade que pode causar. Doença metastática é rara mas pode ser fatal, e os sítios mais acometidos são pulmão (67%) e linfonodos (21%).[62,63] Nestes casos, quimioterapia convencional com cisplatina ou associação de quimioterapia adjuvante com radioterapia levam à redução tumoral, mas não promovem melhora na sobrevida.[64,65]

A via de sinalização hedgehog tem papel fundamental no desenvolvimento embrionário, e ela é silenciada após o nascimento. A ativação aberrante na vida adulta está envolvida na gênese de muitas neoplasias malignas (Figura 5.4).[66] Em praticamente todos os CBCs, esporádicos ou envolvidos na síndrome do nevo basocelular, há mutações ativadoras em algum de seus componentes. A via inicia-se quando a proteína Sonic Hedgehog (SHh) se liga ao receptor proteico transmembrana Patched-1 (PTCH-1). Assim, a inibição promovida pelo PTCH-1 na proteína Smoothened (SMO) é desfeita. O SMO ativado pode então prosseguir com a sinalização, ativando o fator de transcrição Gli, que promove a proliferação celular e o crescimento tumoral (Figura 5.4).[67]

A ativação aberrante ocorre por perda de função na proteína PTCH-1 ou por mutações ativadoras da proteína SMO.[68-70] Perda de função do PTCH-1 ocorre em 90% dos casos, e mutação ativadora do SMO ocorre em 10% dos CBCs.[71-74]

VISMODEGIBE

Introdução

O vismodegibe (Erivedge®) é um inibidor da via hedgehog.

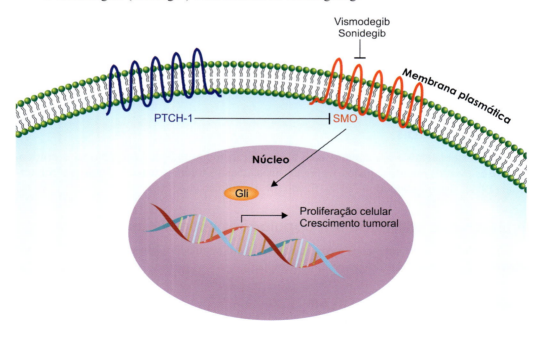

Figura 5.4. Via hedgehog, Vismodegib e Sonidegib.

Mecanismo de ação

O vismodegibe liga-se à proteína SMO, envolvida na transdução da via de sinalização hedgehog, inibindo-a.[63]

Indicações

Em 2012, a FDA aprovou o uso do vismodegibe para o tratamento de pacientes com CBC metastático, com doença localmente avançada que recorre após cirurgia ou para quem não é candidato a cirurgia ou a radioterapia.[63]

Contraindicações

O vismodegibe é contraindicado em pacientes com hipersensibilidade à droga.

Posologia

O medicamento está disponível em cápsulas de 150 mg, e a dose recomendada é de 150 mg, via oral, 1 vez por dia. Sua absorção e distribuição não são afetadas pela alimentação.[75]

Eficácia

As taxas de resposta globais para CBC metastático e CBC localmente avançado são de 30% e 45%, respectivamente. Em ambos, a duração média da resposta é de 7,6 meses.[63,76] Respostas ao vismodegibe em lesões de CBC em diferentes topografias do mesmo paciente podem variar.[76]

Em pacientes com síndrome do nevo basocelular, o vismodegibe foi eficaz na redução tumoral e na prevenção do surgimento de novas lesões.[77]

Efeitos colaterais

Os efeitos colaterais mais frequentes são: espasmos musculares, alopecia, disgeusia (alteração no paladar), observados em mais da metade dos pacientes. Perda de peso, fadiga, diarreia e náuseas são outros efeitos frequentemente observados.[63,76] O surgimento de alopecia e disgeusia está diretamente relacionado ao mecanismo de ação da droga, devido ao papel da via hedgehog no desenvolvimento capilar e das papilas gustativas.[78-81]

Interações

Não há interações significativas do vismodegibe com outras medicações.

Utilização em populações específicas

Vismodegibe é embriotóxico, fetotóxico e teratogênico em animais. Pelo risco potencial na gestação e lactação, é indicado manter a contracepção e suspender a lactação durante o tratamento e por 7 meses após a dose final. Pela possibilidade da presença do vismodegibe no sêmen, orientar pacientes masculinos a utilizarem preservativo com companheira gestante ou em idade fértil. Não há estudos com o uso da droga na população pediátrica. Não é necessário o ajuste de dose para insuficiência hepática ou renal.

SONIDEGIBE

Introdução

O sonidegibe (Odomzo®) é um inibidor da via hedgehog.

Mecanismo de ação

Assim como o vismodegibe, o sonidegibe se liga e inibe a proteína SMO, envolvida na transdução da via de sinalização hedgehog.[82]

Indicações

A FDA aprovou, em 2015, o uso do sonidegibe para o tratamento de CBC localmente avançado que recorre após cirurgia ou radioterapia ou para quem não é candidato a cirurgia ou a radioterapia.[83]

Contraindicações

O sonidegibe é contraindicado em pacientes com hipersensibilidade à droga.

Posologia

Disponível em cápsulas de 200 mg, a dose recomendada do sonidegibe é de 200 mg, via oral, 1 vez por dia. O medicamento deve ser ingerido 1 hora antes ou 2 horas após a refeição.[82-84]

Eficácia

A taxa de resposta global ao sonidegibe em CBC localmente avançado é de 47%, e em CBC metastático é de 15%.[83,85] Apesar da eficácia em CBCs metastáticos, a taxa de resposta nesses casos é inferior à do vismodegibe (30%).

Efeitos colaterais

Reações adversas mais comuns são: aumento de creatina fosfoquinase (61%), espasmos musculares (54%), alopecia (53%), disgeusia (46%), fadiga (41%), náusea (39%), diarreia (32%), dor muscular (32%), perda de peso (30%) e inapetência (23%).[83]

Interações

O sonidegibe é metabolizado pela via do citocromo P450, e, portanto, sua administração com drogas inibidoras ou indutoras do citocromo P450 deve feita com cautela.

Utilização em populações específicas

Assim como o vismodegibe, em estudos com animais o sonidegibe mostrou-se embriotóxico, fetotóxico e teratogênico. Pelo risco potencial na gestação e lactação, é indicado manter a contracepção e suspender a lactação durante o tratamento e por 20 meses após a dose final. Pela possibilidade da presença do sonidegibe no sêmen, orientar pacientes masculinos a utilizarem preservativo com companheira gestante ou em idade fértil. Não foi testado em população pediátrica. Não é necessário ajuste de dose para insuficiência renal, nem para insuficiência hepática leve. Não há estudos sobre insuficiência hepática moderada ou grave.

CARCINOMA ESPINOCELULAR

Carcinoma espinocelular (CEC) cutâneo é a proliferação maligna de queratinócitos da epiderme e de seus apêndices. Corresponde a 20% dos cânceres de pele não melanoma.[60] A incidência parece estar aumentando ao longo dos anos, com amplas implicações na saúde pública.[86]

Os principais fatores de risco envolvidos na gênese do CEC cutâneo são: exposição solar, idade avançada e pele com fototipo baixo.[87,88] Em cerca de 90% das vezes, as lesões desenvolvem-se em regiões fotoexpostas do corpo, como cabeça, pescoço e membros superiores.[89] Outros fatores de risco são fototerapia, bronzeamento artificial, exposição a raios X e a agentes tóxicos como o arsênico e hidrocarbonetos policíclicos (exposição ocupacional), doenças inflamatórias crônicas, úlceras crônicas, queimaduras e outras cicatrizes.[90-92] Desordens genéticas, como albinismo oculocutâneo, xeroderma pigmentoso e epidermodisplasia verruciforme, também estão associadas a maior incidência dessa neoplasia.[93] Imunossupressão por transplantes, quimioterapia, imunossupressores clássicos e agentes biológicos, incluindo inibidores do BRAF, aumentam o risco de desenvolvimento de CEC. Em geral, esses casos têm curso mais agressivo, com maiores taxas de recorrências, metástases e morte.[94-96]

Usualmente, o CEC surge a partir de lesões precursoras, as queratoses actínicas, mas pode desenvolver-se *de novo*, em locais previamente irradiados (radiodermite crônica) ou em locais de inflamação crônica por queimaduras, úlceras ou doenças inflamatórias. Apesar de a maioria dos CECs evoluir a partir de queratoses actínicas, estas têm uma baixa taxa de transformação (menos de 1/1000 em um período de 5 anos).[97,98]

Ao contrário do CBC, o CEC cutâneo pode metastatizar em uma frequência muito maior. O risco de metástase é de 3 a 5% em 5 anos, sendo que em 85% das vezes acomete linfonodos, seguidos por pulmão, fígado, cérebro, pele e ossos.[99] Os fatores prognósticos incluem localização do tumor (orelha, lábio, úlceras ou inflamações crônicas), tamanho (> 2cm), profundidade, tipo histológico, grau de diferenciação, recorrência, imunossupressão, invasão perineural, além da excisão incompleta.[100-102] Envolvimento nodal aumenta o risco de recorrências e mortalidade (sobrevida média de 30% em 5 anos), e a presença de metástases a distância piora dramaticamente o prognóstico, com sobrevida média de menos de 2 anos.[93,103]

A etiopatogênese do CEC envolve o modelo multietapas, com formação de clones de células mutantes dentro da epiderme, progredindo para área focal de alteração arquitetural e atipia celular, resultando na lesão de queratose actínica. Esses queratinócitos atípicos proliferam, formando uma neoplasia *in situ*. Por fim, os acúmulos de mutações levam a invasão dérmica e risco de metástases.[104] O gene supressor tumoral p53 está mutado nas queratoses actínicas e no CEC *in situ*, evidenciando o seu papel na gênese das lesões, antes da invasão tumoral. Essa mutação precoce favorece a resistência à apoptose, seguindo-se a expansão clonal. A alteração no gene do p53 ocorre devido à exposição ao UVB.[105]

Receptor do fator de crescimento epidérmico (*epidermal growth factor receptor* - EGFR) é um receptor tirosina quinase que, quando ativado, leva a proliferação celular, aumento da espessura epidérmica e inibição da apoptose dos queratinócitos.[106] Até 80% dos CECs cutâneos e 100% dos CECs metastáticos expressam EGFR.[107,108]

Os objetivos do tratamento são a cura e a preservação da funcionalidade e da cosmética. Queratoses actínicas e tumores *in situ* podem ser tratados com terapias destrutivas (crioterapia, curetagem e eletrocoagulação, terapia fotodinâmica) ou agentes tópicos (imiquimode, 5-fluorouracil, diclofenaco, mebutato de ingenol).[109] O tratamento de primeira linha nos tumores invasivos é a cirurgia, com taxas de cura de 95%. Apesar da importância de se manter a funcionalidade e a cosmética, o objetivo principal é a ressecção tumoral completa.[110] Radioterapia representa a melhor alternativa à cirurgia. Pode ser utilizada de forma primária ou adjuvante, e pode ser um bom tratamento paliativo a fim de aliviar a dor e o sangramento.[93,111,112] Se houver envolvimento nodal pelo CEC, o tratamento de escolha é a ressecção dos linfonodos regionais.[93]

Evidências de tratamento sistêmico para CEC avançado são escassas, e não há regime de quimioterapia padrão. Os agentes mais utilizados são: cisplatina ou carboplatina, 5-fluorouracil, bleomicina, metotrexate, adriamicina, taxanos, gencitabina, ifosfamida. Taxas de remissão chegam a 80% em tratamento combinado e 60% em monoquimioterapia. Porém as repostas são transitórias, seguidas por rápida recorrência.[113-117] Quimioterapia paliativa é indicada para pacientes com metástases a distância, mas deve-se considerar seus efeitos adversos na população idosa.[93]

Inibidores do EGFR foram aprovados para tratamento de CEC de cabeça e pescoço metastático. São utilizados como segunda linha, após falha da mono ou poliquimioterapia, ou em pacientes sem condições clínicas de receber quimioterapia convencional.

CETUXIMABE

Introdução

Cetuximabe (Erbitux®) é um anticorpo monoclonal quimérico anti-EGFR.

Mecanismo de ação

O cetuximabe liga-se especificamente ao domínio extracelular do EGFR e inibe competitivamente a ligação do fator de crescimento epidérmico (*epidermal growth factor* – EGF), bloqueando a sua ação. Deste modo, há inibição do crescimento celular e indução de apoptose. O cetuximabe também estimula a citotoxicidade celular dependente de anticorpo contra as células tumorais.[118]

Indicações

Foi aprovado pela FDA para tratamento de CEC metastático de cabeça e pescoço em 2004. Seu uso em CECs deve ser considerado em casos de pacientes idosos, com comorbidades que limitem o uso de esquemas convencionais devido à toxicidade, e como segunda linha, após falha de quimioterapia convencional.[93]

Contraindicações

O cetuximabe é contraindicado em pacientes com hipersensibilidade à droga.

Posologia

A dose inicial é de 400 mg/m² em infusão intravenosa por 120 minutos, seguida por doses semanais de 250 mg/m² em infusões de 60 minutos. Os frascos contêm 100 mg/50 mL ou 200 mg/100 mL. Pelo risco de reações infusionais, é indicado o uso profilático de anti-histamínicos previamente à dose do cetuximabe.[119]

Eficácia

Em CEC cutâneo irressecável, a taxa de resposta global é de 28% (6% de resposta completa e 22% de resposta parcial), com 42% dos pacientes mantendo doença estável. A duração média da resposta é de 7 meses, com sobrevida em 1 ano de 52%.[119] A associação de cetuximabe a cisplatina em CEC de cabeça e pescoço metastático melhora na taxa de resposta (de 10% com cisplatina para 26% com a associação de cetuximabe e cisplatina), mas não afeta a sobrevida global ou a sobrevida livre de progressão.[120]

Efeitos colaterais

As reações adversas mais comuns são cutâneas. Dermatite acneiforme afeta mais de 75% dos pacientes e surge 1 a 2 semanas após o início do tratamento. Paroníquia, prurido, xerose, alopecia, e mucosite são outras reações frequentemente observadas. Cefaleia, diarreia e infecções (abscessos, celulite, blefarite, conjuntivite) afetam mais de 25% dos pacientes. Reações infusionais ocorrem em até 20% dos casos, e seus principais sintomas são: febre, calafrios, dispneia, broncoespasmo, urticária, angioedema e hiper ou hipotensão.[120-122]

Interações

Não há interações significativas do cetuximabe com outras medicações.

Utilização em populações específicas

É categoria C de risco na gravidez, e há risco potencial de excreção de cetuximabe pelo leite. Por isso, é necessário avaliar os potenciais riscos e benefícios do uso da droga nessas populações. São indicadas a contracepção e a suspensão da amamentação durante o tratamento e por até 60 dias após a última dose. A segurança na população pediátrica não foi estabelecida.

ERLOTINIBE

Introdução

Erlotinibe (Tarceva®) é um inibidor de receptor tirosina quinase que tem como alvo a porção intracelular do EGFR.[123]

Mecanismo de ação

O erlotinibe é uma pequena molécula que se liga reversivelmente ao sítio de ligação do ATP na porção intracelular do EGFR. Deste modo, a atividade do EGFR é inibida.[124]

Indicações

Assim como o cetuximabe, seu uso deve ser considerado em pacientes que não tolerem a toxicidade da quimioterapia convencional, ou, como segunda linha, após falha do tratamento de escolha.[93]

Contraindicações

O erlotinibe é contraindicado em pacientes com hipersensibilidade à droga.

Posologia

A dose recomendada é de 150 mg, via oral, 1 vez por dia, de estômago vazio. O erlotinibe está disponível em comprimidos de 25 mg, 100 mg e 150 mg.[124]

Eficácia

Há poucos estudos avaliando a eficácia do erlotinibe em CEC cutâneo. Uma série de 3 casos de pacientes com CECs avançados (um com CEC metastático, dois com CECs recorrentes) obteve respostas parciais em dois pacientes e resposta completa em um paciente com doença recidivante.[125] Em estudo de fase 1, pacientes com CEC local ou regional foram tratados com erlotinibe neoadjuvante (150 mg/dia por 14 dias) antes da ressecção tumoral e mantido juntamente com radioterapia após a cirurgia por 6 semanas. Houve redução na expressão de EGFR, com recorrência em 2 anos de apenas 26,7% e sobrevida em 2 anos de 65%.[124] Estudo de fase 2 em curso está avaliando o uso do erlotinibe como terapia neoadjuvante e adjuvante à cirurgia ou à radioterapia em CEC cutâneo agressivo.[126]

Efeitos colaterais

Assim como com o cetuximabe, as reações mais comuns são *rash* e dermatite acneiforme, observados em mais de 70% dos pacientes. Mucosite, fadiga, tosse, dispneia, náuseas, vômitos, diarreia, e desidratação foram outros efeitos frequentes, afetando mais de 20% dos pacientes.[124]

Interações

Como o erlotinibe é metabolizado pelo citocromo P450, deve-se evitar a sua administração com drogas inibidoras ou indutoras do citocromo P450. Caso seja imprescindível o uso dessas drogas, fazer uma monitorização cautelosa das respostas clínicas e laboratoriais.

Utilização em populações específicas

É categoria D de risco na gravidez, e há risco potencial de excreção de erlotinibe pelo leite. São indicadas a contracepção e a suspensão da amamentação durante o tratamento e por até 14 dias após a última dose. A segurança na população pediátrica não foi estabelecida. Deve-se monitorizar a função hepática em pacientes hepatopatas, e não há estudos em pacientes com insuficiência renal.

GEFITINIB

Introdução

Gefitinibe (Iressa®), assim como o erlotinibe, é um inibidor do EGFR.[123]

Mecanismo de ação

O gefitinibe inibe a ação do EGFR ligando-se à porção intracelular do receptor, impedindo a ação do ATP, o que inibe a proliferação celular e induz a apoptose.[127]

Indicações

Considerar o uso do gefitinibe em pacientes que não tolerem a toxicidade da quimioterapia convencional ou como segunda linha, após falha do tratamento de escolha.[93]

Contraindicações

Contraindicado em pacientes com hipersensibilidade à droga.

Posologia

O gefitinibe está disponível em comprimidos de 250 mg, e a dose recomendada é de 250 mg por dia.[127]

Eficácia

Há poucos estudos sobre o uso do gefitinibe em pacientes com CEC cutâneo. Ensaio de fase 2 obteve taxa de resposta global de 11,7%, com 27% dos pacientes mantendo doença estável.[128] Outro ensaio de fase 2 com pacientes utilizando gefitinibe neoadjuvante e ressecção e/ou radioterapia para CEC cutâneo agressivo apresentou altas taxas de progressão (32%), tendo sido finalizado mais precocemente do que o programado. Porém, esse estudo mostrou resposta em 45% dos pacientes. Quatro pacientes (18%) atingiram respostas completas e 6 pacientes (27%) obtiveram respostas parciais. A sobrevida média em 2 anos foi de 72%. Em doença metastática, os dados do gefitinibe são menos conclusivos.[127]

Efeitos colaterais

Assim como os outros inibidores do EGFR, as reações mais frequentes são *rash* e dermatite acneiforme, xerose, prurido, diarreia, náuseas e fadiga.[85,127]

Interações

O gefitinibe é metabolizado pelo citocromo P450, e seu uso deve ser acompanhado de monitorização cuidadosa com relação às respostas clínicas e eventos adversos, se for administrada concomitantemente a drogas inibidoras ou indutoras do citocromo P450.

Utilização em populações específicas

É categoria D na gestação, e não há estudos sobre a excreção do medicamento no leite humano. Pelo risco potencial, é indicada a suspensão da amamentação, e é necessário orientar gestantes sobre o risco potencial para o feto. Não há estudos na população pediátrica. Não há estudos sobre o uso da droga em pacientes com insuficiência renal, e seu uso nessa população deve ser feito com cuidado. Não é necessário ajuste de dose em pacientes com insuficiência hepática.

LINFOMAS CUTÂNEOS

Linfomas constituem um grupo de neoplasias derivadas do sistema linforreticular. São divididos em dois grupos: linfoma de Hodgkin (15%) e linfomas não Hodgkin (85%).[129] Os linfomas não Hodgkin podem ser nodais, quando acometem primariamente os linfonodos, ou extranodais. Linfomas não Hodgkin extranodais correspondem a cerca de 30%.[130] Após o trato gastrointestinal, a pele é o segundo órgão mais envolvido, compreendendo aproximadamente 19% desses linfomas.[131] Os linfomas cutâneos primários diferem das formas nodais equivalentes quanto ao comportamento clínico e ao prognóstico.[132]

Recentemente, conferências de consenso entre duas importantes organizações para o estudo do câncer, a Organização Mundial de Saúde (WHO na sigla em inglês) e a Organização Europeia para Pesquisa e Tratamento do Câncer (EORTC), propuseram uma classificação que confere mais uniformidade ao diagnóstico e tratamento dos processos linfoproliferativos cutâneos (Tabela 5.2).[132-134]

Tabela 5.2. Classificação para os linfomas cutâneos primários

Linfomas cutâneos de células T e de células NK
Micose fungoide
Micose fungoide - variantes e subtipos
Micose fungoide foliculotrópica
Reticulose pagetoide
Cútis laxa granulomatosa
Síndrome de Sézary
Leucemia/linfoma de célula T do adulto
Doenças linfoproliferativas CD30+ cutâneas primárias
Linfoma anaplásico de grande célula cutâneo primário
Papulose linfomatoide
Linfoma subcutâneo de células T, paniculite-símile
Linfoma extranodal de célula T/NK, tipo nasal
Linfoma cutâneo primário de célula T periférica, sem outra especificação
Linfoma cutâneo primário agressivo de célula T CD8+ epidermotrópica (provisório)
Linfoma cutâneo de célula T γδ (provisório)
Linfoma cutâneo primário de pequena e média células T CD4+ pleomórfica (provisório)
Linfomas cutâneos de células B
Linfoma cutâneo primário de células B da zona marginal
Linfoma cutâneo primário centrofolicular
Linfoma cutâneo primário difuso de grande célula B, tipo perna
Linfoma cutâneo primário difuso de grande célula B, outro (não perna)
Linfoma cutâneo primário intravascular de grande célula B
Neoplasia de precursor hematológico
Neoplasia hematodérmica CD4+CD56+ (linfoma de célula NK blástica)

Estima-se, para os linfomas cutâneos, incidência anual compreendida entre 0,3 e 10,7:100.000 habitantes.[130,131,135,136] Aproximadamente 70 a 80% dos linfomas cutâneos primários são linfomas cutâneos de células T (LCCT),[131,136] com predomínio absoluto da MF e suas variantes, correspondendo a cerca de 50% dos casos de linfomas cutâneos.[132] Os linfomas cutâneos de células B (LCCB) representam aproximadamente 20-30% de todos os linfomas cutâneos primários.[131,137]

Aspectos clínicos

A MF tem curso indolente. Inicialmente, surgem lesões não infiltradas (*patches*), que progridem lentamente, formando placas infiltradas e tumores sobre placas preexistentes ou sobre áreas de pele sã. É comum os pacientes apresentarem uma combinação de lesões com *patches*, placas e tumores concomitantemente. Placas muito infiltradas e tumores ulceram-se com frequência, e com a evolução do processo pode surgir eritrodermia. A histologia é caracterizada pela proliferação de pequenos e médios linfócitos T CD4+ com núcleos circunvolutos e que apresentam epidermotropismo.[132,138] Disseminação extracutânea é rara, porém tem um impacto significativo no prognóstico da doença.[139]

A síndrome de Sézary (SS) é variante leucêmica, caracterizada por eritrodermia, linfonodomegalias e presença de células T neoplásicas circulantes, detectadas pela pesquisa de células de Sézary (linfócitos grandes com o núcleo de aspecto cerebriforme) no esfregaço de sangue, imunofenotipagem de linfócitos e pesquisa de clonalidade de linfócitos no sangue periférico.[132,140,141]

A leucemia/linfoma de células T do adulto (*adult T-cell leukemia/lymphoma* – ATLL) é doença linfoproliferativa associada a infecção pelo retrovírus HTLV-1. O linfoma se desenvolve em cerca de 1% a 5% dos indivíduos soropositivos, habitualmente após mais de 2 décadas de persistência viral. São reconhecidas quatro variantes clínicas: aguda, linfomatosa, crônica e *smoldering* (indolente). As lesões cutâneas específicas podem apresentar-se como pápulas, placas, tumores e eritrodermia, por vezes assemelhando-se muito à MF. Xerose e ictiose adquirida frequentemente estão presentes nos doentes, podendo ser manifestações inespecíficas ou específicas do linfoma.[142-144]

Doenças linfoproliferativas CD30 positivas englobam o linfoma anaplásico de grande célula cutâneo primário e a papulose linfomatoide. O linfoma anaplásico de grande célula cutâneo primário apresenta-se como placas, nódulos ou tumores únicos ou agrupados, de crescimento rápido, geralmente ulcerados. Em cerca de 20% dos casos, a doença é multifocal. Pode ocorrer regressão espontânea parcial ou completa em cerca de 44% dos pacientes. Papulose linfomatoide apresenta-se como erupção papulonodular ou papulonecrótica, autorregressiva, que evolui em surtos recorrentes. Acomete adultos jovens, com idade média de 45 anos, e é rara em crianças.[145-147]

O linfoma subcutâneo de célula T paniculite-símile apresenta-se com placas e nódulos, solitários ou múltiplos. As lesões raramente ulceram, e sintomas constitucionais como febre, fadiga e perda de peso podem ocorrer em até 60% dos pacientes. O desenvolvimento de síndrome hemofagocítica é possível e tem um impacto negativo no prognóstico da doença, porém é mais frequente no linfoma cutâneo de célula T γδ, que se apresenta com lesões semelhantes às da paniculite. É rara a disseminação extracutânea. Esse linfoma pode assemelhar-se a paniculites benignas, do ponto de vista tanto clínico como histológico, por muitos anos.[148,149]

O linfoma extranodal de célula T/NK tipo nasal tem como local de predileção a cavidade nasal, sendo a pele o segundo órgão mais acometido. Apresenta-se como placas ou tumores de crescimento rápido, únicos ou múltiplos, ulceronecróticos, preferencialmente no tronco e nos membros. Quando acomete a cavidade nasal e a nasofaringe, estendendo-se para a pele na região central da face, é denominado granuloma letal da linha média. Frequentemente está associado a infecção pelo EBV, e sua evolução é rápida e agressiva, sendo comum a presença de sintomas constitucionais, que podem estar associados à síndrome hemofagocítica.[132,150]

Linfoma cutâneo primário de células B da zona marginal é caracterizado por pápulas, placas e nódulos solitários ou múltiplos, preferencialmente no tronco e nas extremidades, sendo rara a disseminação extracutânea.[132]

Linfoma cutâneo primário centrofolicular é caracterizado por tumores solitários ou agrupados na cabeça ou tronco, com disseminação extracutânea em 5 a 10% dos casos. O linfoma descrito no passado como linfoma de Crosti ou retículo-histiocitoma do dorso, usualmente apresentando-se como nódulo ou placa, corresponde ao linfoma cutâneo primário centrofolicular.[132]

Linfoma cutâneo primário difuso de grande célula B, tipo perna, apresenta-se como tumores solitários ou múltiplos nas pernas e, raramente, em outras topografias. As recidivas e a disseminação extracutânea são frequentes.[132]

A neoplasia hematodérmica CD4+CD56+ é uma linfoproliferação derivada de precursores de células dendríticas plasmocitoides. Apresenta-se como placas ou nódulos eriitematovioláceos múltiplos. Rapidamente pode acometer medula óssea e linfonodos, evoluindo para óbito em poucos meses.[132,150]

Diagnóstico

Os exames considerados padrão-ouro para o diagnóstico e a classificação dos linfomas cutâneos são a histopatologia e a imuno-histoquímica.[151,152]

A pesquisa do rearranjo do gene para o TCR (*T-cell receptor*), demonstrando proliferação linfocitária T monoclonal na pele, linfonodos e/ou sangue periférico, pode auxiliar no diagnóstico de determinados casos de linfomas de células T. A pesquisa do rearranjo do gene da cadeia pesada da imunoglobulina é utilizada como método auxiliar no diagnóstico dos processos linfoproliferativos de células B. Essas pesquisas são realizadas por PCR, *Southern-blot* ou, mais recentemente, por sequenciamento genético de nova geração.[153-155]

Aspectos evolutivos

São consideradas linfomas indolentes a MF e suas variantes, o linfoma anaplásico de grande célula cutâneo primário, a papulose linfomatoide, o linfoma subcutâneo de célula T paniculite-símile, o linfoma cutâneo primário de pequena e média células T CD4+ pleomórfica, o linfoma cutâneo primário de células B da zona marginal e o linfoma cutâneo primário centrofolicular. Os linfomas indolentes caracterizam-se pela presença de lesões tórpidas e história natural prolongada.[132]

Linfomas agressivos incluem a síndrome de Sézary, o linfoma extranodal de célula T/NK tipo nasal, o linfoma cutâneo primário agressivo de célula T CD8+ epidermotrópica, o linfoma cutâneo de célula T γδ e o linfoma cutâneo primário de célula T periférica sem outra especificação. Estes se caracterizam por apresentar prognóstico reservado; geralmente têm curso rápido e agressivo, com alta taxa de mortalidade a despeito do tratamento.[132]

Dentre os linfomas agressivos e os indolentes, existe um grupo de linfomas com características evolutivas que não permitem que eles sejam classificados dentro dessas duas categorias. São linfomas de comportamento intermediário: o linfoma cutâneo primário difuso de grandes células B tipo perna, o linfoma cutâneo primário difuso de grandes células B outro (não perna) e o linfoma cutâneo primário intravascular de grandes células B.[132]

Tratamento

Nos linfomas indolentes, os tratamentos de primeira linha são os dirigidos à pele, como: corticosteroides tópicos ou intralesionais, mostarda nitrogenada ou retinoides tópicos, fototerapia, radioterapia, cirurgia excisional. Nos linfomas intermediários e agressivos, são indicados tratamentos sistêmicos com corticosteroides sistêmicos, modificadores da resposta biológica (interferon, retinoides, inibidores da histona desacetilase), alentuzumabe, bremtuximab vedotin, denileukin diftitox, rituximab, quimioterapia convencional ou transplante de medula óssea.[156,157]

VORINOSTAT

Introdução

O vorinostat (Zolinza®) é um inibidor da histona desacetilase (HDAC).

Mecanismo de ação

A droga inibe a atividade enzimática das histonas desacetilases HDAC1, HDAC2, HDAC3 e HDAC6. A HDAC remove grupos acetil das histonas, causando compactação da cromatina e silenciando a transcrição gênica. A histona acetiltransferase (HAT) antagoniza a ação da HDAC, inserindo grupos acetil, promovendo a transcrição gênica (Figura 5.5). Células normais têm um equilíbrio entre acetilação e desacetilação das histonas. Células neoplásicas têm hiperexpressão de HDACs, além de recrutamento anômalo de HDACs reguladores de fatores de transcrição oncogênicos. As HDACs inibidas pelo vorinostat agem em genes responsáveis pela diferenciação, proliferação e apoptose celulares, além de genes supressores tumorais. Deste modo, a droga causa parada no ciclo celular e induz a apoptose das células neoplásicas. As vias específicas da ação dos inibidores das HDACs não estão completamente esclarecidas.[158-160]

Indicações

Foi aprovado pela FDA em 2006 para o tratamento de LCCT após falha de dois tratamentos sistêmicos.

Contraindicações

O vorinostat é contraindicado em pacientes com hipersensibilidade à droga e naqueles com insuficiência hepática grave.

Posologia

Disponível em cápsulas de 100 mg, a dose indicada é de 400 mg, via oral, 1 vez por dia, ingerido com alimento.[159]

Eficácia

A taxa de resposta global é de 25 a 30%, com duração média da resposta de mais de 6 meses, em pacientes com MF e SS refratários a dois tratamentos sistêmicos. Cerca de metade dos pacientes tem alívio sintomático do prurido.[158,159,161]

Efeitos colaterais

Os efeitos colaterais mais frequentes são: diarreia (49%), fadiga (46%), náusea (43%) e anorexia (26%). Eventos graves são raros, mais incluem embolia pulmonar (5%) e trombocitopenia (5%).[159]

Interações

Fazer monitorização cuidadosa de pacientes em uso concomitante de varfarina, pois foi observado aumento no tempo de protrombina e do INR (International Normalized Ratio). Evitar

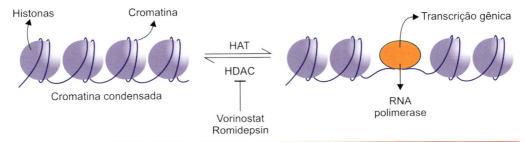

Figura 5.5. Histona desacetilase e histona acetiltransferase.

uso de outros inibidores da HDAC, como o ácido valproico, pela possibilidade de trombocitopenia e sangramento gastrointestinal graves.

Utilização em populações específicas

É categoria D na gestação, e não se sabe se a droga é excretada pelo leite humano. Pelo risco potencial para o lactente, é indicado suspender a lactação ou a droga. Não há estudos sobre a segurança e a eficácia na população pediátrica. A droga é contraindicada em pacientes com insuficiência hepática grave, e deve ser utilizada com monitorização cuidadosa na insuficiência hepática leve e moderada. Não há estudos em pacientes com insuficiência renal.

ROMIDEPSIN

Introdução

A romidepsin (Istodax®) é um inibidor da HDAC.

Mecanismo de ação

A droga age de forma semelhante ao vorinostat, inibindo a HDAC, causando parada no ciclo celular e induzindo a apoptose das células neoplásicas.[162]

Indicações

Aprovada pela FDA em 2009 para o tratamento de LCCT em pacientes refratários a pelo menos um tratamento sistêmico.

Contraindicações

Contraindicada em pacientes com hipersensibilidade a componentes da droga.

Posologia

A romidepsin está disponível em frascos com 10 mg de pó liofilizado, e mais 2 mL de diluente. A dose recomendada é de 14 mg/m², em infusão intravenosa de 4 horas, nos dias 1, 8, e 15, em ciclos de 28 dias. Manter o tratamento até a progressão da doença ou o surgimento de efeitos colaterais intoleráveis.[162]

Eficácia

As taxas de resposta são de 35%, com tempo de 2 meses até a resposta. A duração média da resposta é de 15 meses. Melhora no prurido é observada em 43% dos pacientes.[162,163]

Efeitos colaterais

Cerca de metade dos pacientes apresenta náuseas. Astenia está presente em 40% dos casos; vômitos e anorexia, em 20%.[162,163]

Interações

Assim como com o vorinostat, deve-se monitorizar o coagulograma de pacientes em uso de varfarina, pelo aumento do tempo de protrombina e do INR. Evitar uso concomitante de drogas inibidoras ou indutoras do citocromo P450.[164]

Utilização em populações específicas

Na gestação, a romidepsin é categoria D. Estudos em animais demonstraram alterações fetais. Não se sabe se a droga é excretada no leite humano. Não há estudos na população pediátrica. Não há alterações na farmacocinética da droga em pacientes com insuficiência hepática leve ou insuficiência renal. A romidepsina deve ser utilizada com cuidado em pacientes com insuficiência hepática moderada a grave e insuficiência renal terminal.

ALEMTUZUMABE

Introdução

O alemtuzumabe (Campath®) é um anticorpo monoclonal humanizado IgG1, direcionado contra o antígeno CD52.

Mecanismo de ação

CD52 é uma glicoproteína presente na superfície dos linfócitos T e B, monócitos e macrófagos. O alemtuzumabe liga-se ao CD52 e causa lise dos linfócitos por citotoxicidade celular mediada por anticorpos e por fixação do complemento. Pode também induzir apoptose das células neoplásicas (Figura 5.6).[165]

Indicações

Aprovado pela FDA em 2011 para o tratamento de leucemia linfocítica crônica, seu uso nos LCCT é *off-label*. É indicado para alívio sintomático e paliação em pacientes com SS e MF avançada.[166]

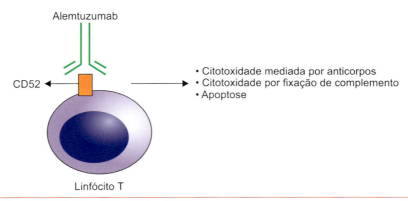

Figura 5.6. Mecanismo de ação do alentuzumabe.

Contraindicações

Contraindicado em pacientes com hipersensibilidade à droga.

Posologia

O alemtuzumabe é administrado como infusão de 2 horas, 3 vezes por semana, em doses progressivas. Inicia-se com 3 mg, aumenta-se para 10 mg e então para 30 mg, em um total de 12 semanas, dependendo da tolerabilidade. Está disponível em frascos de 30 mg/1 mL. Pré-medicar os pacientes com difenidramina e paracetamol meia hora antes da infusão, para prevenir reações infusionais. Opção terapêutica é o uso de 10 mg de alentuzumabe via subcutânea.[165,167]

Eficácia

Estudo de fase 2 com pacientes com SS e MF avançada demonstrou uma taxa de resposta global de 55% (32% com resposta completa e 23% com resposta parcial). As respostas foram melhores nos pacientes com SS do que nos pacientes com MF. Tal fenômeno da depleção de células T centrais de memória circulantes, benignas e malignas, no sangue e na pele de pacientes com SS com o uso do alemtuzumabe. Porém, a droga não afeta a população de células T efetoras de memória residentes na pele, encontradas na MF.[167] Dose baixa de alentuzumabe (10 mg) via subcutânea resultou em respostas clínicas duradouras e menor risco de infecções.[167,168] Todos os pacientes tratados com alemtuzumabe inevitavelmente apresentam recidiva. Porém, o retratamento com o mesmo regime terapêutico é aceitável e pode resultar em respostas clínicas.[166]

Efeitos colaterais

Reações relacionadas à infusão são observadas em mais da metade dos pacientes. Essas reações consistem em febre, náusea, hipotensão, fadiga, *rash*, urticária e broncoespasmo. Citopenias (linfopenia, neutropenia, anemia, trombocitopenia) são observadas em quase todos os pacientes. Devido à imunossupressão significativa com o uso da droga, deve-se realizar monitorização cuidadosa para reativação de citomegalovírus (CMV), e são recomendadas as profilaxias apropriadas para pneumocistose, herpes simples e herpes-zóster. Complicações infecciosas ocorrem em até metade dos pacientes.[165]

Interações

Não foram feitos estudos avaliando interações medicamentosas com o uso do alemtuzumabe.

Utilização em populações específicas

É categoria C na gestação. Não se sabe se a droga é excretada no leite. Pelo risco potencial, é indicada a suspensão da amamentação, e é necessário orientar gestantes quanto ao risco potencial para o feto. Sua segurança e eficácia não foram estabelecidas na população pediátrica. Não foram feitos estudos avaliando o uso da droga em pacientes com insuficiência renal ou hepática.

BREMTUXIMAB VEDOTIN

Introdução

O bremtuximab vedotin (Adcetris®) é um conjugado anticorpo-droga direcionado contra o CD30.

Mecanismo de ação

O CD30 é uma proteína transmembrana pertencente à superfamília do receptor de fator de necrose tumoral. Está presente na superfície celular de linfócitos B e T ativados e em células malignas hematopoiéticas do linfoma de Hodgkin, linfoma anaplásico de grandes células sistêmico e cutâneo primário, papulose linfomatoide e MF transformada. Também pode ser expresso em baixos níveis em MF não transformada.[169,170]

O anticorpo monoclonal IgG1 quimérico bremtuximab (anti-CD30) foi conjugado com o agente antitubulina monometil auristatina E (MMAE ou vedotin). O bremtuximab vedotin liga-se ao CD30, e o conjugado é rapidamente internalizado na célula por endocitose. Uma vez dentro do lisossomo, enzimas proteolíticas clivam o MMAE do conjugado, que, quando é liberado no citoplasma, se liga à tubulina, o que afeta a formação da rede de microtúbulos, causando uma parada no ciclo celular e na apoptose (Figura 5.7).[170]

Indicações

O bremtuximab vedotin é indicado para tratamento de linfoma de Hodgkin e linfoma anaplásico de grandes células sistêmico. Seu uso em linfomas cutâneos CD30 positivos está sendo investigado, com resultados promissores.[171]

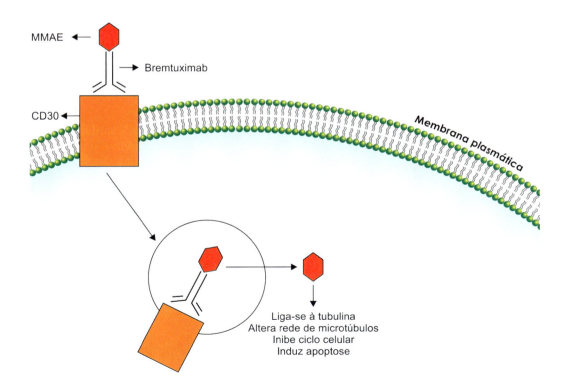

Figura 5.7. Mecanismo de ação do bremtuximab vedotin.

Contraindicações

Contraindicado em caso de hipersensibilidade a algum de seus componentes. Não utilizar concomitantemente a bleomicina devido a toxicidade pulmonar.

Posologia

A dose recomendada para tratamento de linfoma de Hodgkin e linfoma anaplásico é de 1,8 mg/kg a cada 3 semanas, administrada em infusão intravenosa de 30 minutos, em um total de 16 ciclos. Está disponível em frascos de 50 mg de pó liofilizado.[170]

Eficácia

Estudo de fase 2 demonstrou resposta global de 73%, com 35% de respostas completas. A duração média das respostas foi de 32 semanas. Respostas foram obtidas em pacientes com MF, papulose linfomatoide, linfoma anaplásico de grandes células cutâneo primário e síndrome de Sézary em que as células expressam CD30 (Figuras 5.8 e 5.9).[171,172]

Efeitos colaterais

As reações adversas mais comuns são neuropatia sensitiva periférica (56% a 65%) e neutropenia (35%). A neuropatia é caracterizada por dor e hipersensibilidade ao frio que se inicia nas extremidades, pode ser irreversível e é um importante fator limitante no tratamento dos pacientes. Fadiga, náusea, anemia, infecção do trato respiratório superior, diarreia, febre, *rash*, trombocitopenia, tosse e vômitos também foram relatados. Existem casos descritos de leucoencefalopatia multifocal progressiva associada ao uso do bremtuximab vedotin. Devido aos efeitos adversos potencialmente graves e irreversíveis, seu uso por períodos superiores ao indicado deve ser feito cautelosamente.[166,171,173]

Interações

Como o MMAE é metabolizado pelo citocromo P450, deve-se evitar a sua administração com drogas inibidoras ou indutoras do citocromo P450. Caso seja imprescindível o uso dessas drogas, fazer uma monitorização cautelosa das respostas clínicas e laboratoriais.

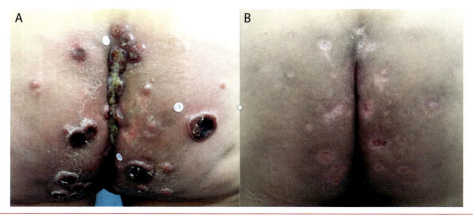

Figura 5.8. Lesões glúteas de paciente com micose fungoide com células CD30+ antes e depois do tratamento com bremtuximab vedotin.

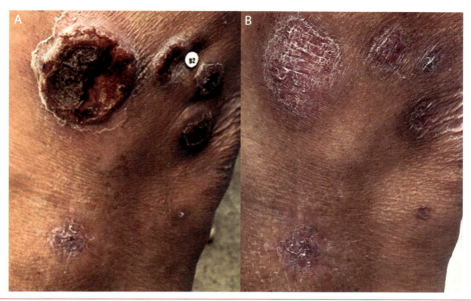

Figura 5.9. Lesões na perna direita de paciente com micose fungoide com células CD30+ antes e depois do tratamento com bremtuximabe vedotin.

Utilização em populações específicas

Categoria D para gestação, não se sabe se a droga é excretada pelo leite humano. Não foram estabelecidas a sua segurança e eficácia na população pediátrica. Como o MMAE é excretado pelo rim e metabolizado pelo fígado, é indicado evitar o uso do bremtuximab vedotin em pacientes com insuficiência renal grave ou insuficiência hepática moderada a grave, pois foram observadas mais reações adversas graves nessas populações de pacientes. Em pacientes com insuficiência hepática leve deve-se ajustar a dose.

DENILEUKIN DIFTITOX

Introdução

O denileukin diftitox (Ontak®) é uma proteína de fusão entre a toxina diftérica e a interleucina 2 (IL-2).

Mecanismo de ação

O receptor de IL-2 (IL-2R) é composto por 3 subunidades: alfa (CD25), beta (CD122) e gama (CD132). É uma proteína transmembrana presente em células B, T e NK ativadas, células T reguladoras e células T de memória em repouso. Também é expressa em uma proporção significativa de células T CD4+ malignas em LCCT, na maioria das neoplasias de células B e em algumas leucemias. Os níveis da forma solúvel do CD25, sIL-2R, podem estar elevados nessas doenças e são utilizados ocasionalmente para medir a progressão da doença e o prognóstico.[166]

O denileukin diftitox liga-se ao IL-2R devido à fração derivada da IL-2. Depois dessa ligação, a droga é internalizada por endocitose, a molécula é clivada proteoliticamente dentro do lisossomo e a porção da toxina diftérica é liberada no citoplasma. Assim, ocorre inibição do RNA mensageiro e da síntese proteica, resultando na morte celular (Figura 5.10).[166]

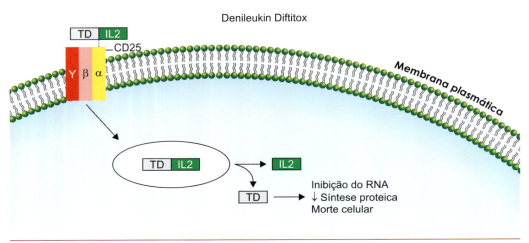

Figura 5.10. Mecanismo de ação do denileukin diftitox.

Indicações

O denileukin diftitox é indicado para o tratamento de pacientes com LCCT refratário, em que as células malignas expressam CD25.

Contraindicações

É contraindicado em pacientes com hipersensibilidade a algum de seus componentes.

Posologia

A dose recomendada é de 9 a 18 mcg/kg/dia por infusão intravenosa de 30 a 60 minutos, por 5 dias consecutivos, a cada 21 dias. Repetir 8 ciclos. Antes da infusão, deve-se pré-medicar os pacientes com anti-histamínico e paracetamol para evitar reações infusionais. Está disponível em frascos com 150 mcg/mL.[174]

Eficácia

A taxa de resposta global é de 38%, com duração média da resposta de 9,2 meses, mesmo em pacientes com doença refratária a diversos tratamentos. Aproximadamente 68% dos pacientes apresentam melhora clínica significativa no prurido.[174,175]

Efeitos colaterais

Efeitos adversos estão presentes em quase todos os pacientes. As reações mais frequentes são sintomas gripais leves a moderados (febre, calafrios, astenia, artralgia, cefaleia, mialgia), sintomas gastrointestinais (náuseas, vômitos e diarreia), *rash*, linfopenia transitória e infecções. Síndrome do extravasamento capilar (edema, hipoalbuminemia e hipotensão) ocorre em até 25% dos pacientes, com início em geral nos primeiros 14 dias. Pré-medicação com dexametasona, difenidramina e paracetamol é recomendada. Deve ser mantida hidratação adequada, pois reduz a incidência da síndrome do extravasamento capilar.[166,174,175]

Interações

Não foram feitos estudos sobre interações entre o denileukin diftitox e outras drogas.

Utilização em populações específicas

Não há estudos em humanos ou em animais sobre o uso da droga em gestantes ou sobre sua presença no leite humano. Pelo risco potencial de causar danos ao feto e ao lactente, devem-se considerar os riscos e benefícios do uso da droga durante a gestação e a lactação. Sua segurança e eficácia não foram estabelecidas na população pediátrica.

RITUXIMAB

Introdução

Rituximab (Rituxan®) é um anticorpo monoclonal quimérico anti-CD20.

Mecanismo de ação

O CD20 é uma molécula expressa na superfície de linfócitos B. Ao se ligar ao CD20, o rituximab promove a lise celular via citotoxicidade dependente de complemento e citotoxicidade celular dependente do anticorpo. Estudos *in vitro* com células de linhagem derivada de linfoma folicular sistêmico demonstraram que o rituximab também pode induzir apoptose nas células do linfoma (Figura 5.11).[176]

Indicações

O rituximab intralesional é indicado para lesões solitárias de linfoma cutâneo primário da zona marginal ou de linfoma cutâneo primário centrofolicular. Na presença de lesões disseminadas, rituximab intravenoso em monoterapia pode ser uma opção terapêutica. Raramente nestes linfomas indolentes faz-se uso de poliquimioterapia com rituximab e esquema com ciclofosfamida, hidroxidaunorrubicina, vincristina e prednisona (R-CHOP). Já para o linfoma difuso de grandes células tipo perna, devido ao seu comportamento clínico agressivo, o tratamento de primeira linha é o R-CHOP; a não ser quando as condições clínicas do paciente sejam desfavoráveis, quando então é indicada a monoterapia com o rituximab.[177,178]

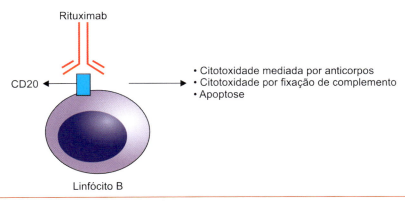

Figura 5.11. Mecanismo de ação do rituximab.

Contraindicações

O rituximab é contraindicado em pacientes com hipersensibilidade à droga.

Posologia

A droga está disponível em soluções de 100 mg/10 mL e 500 mg/50 mL. A dose preconizada para linfomas não Hodgkin é de 375 mg/m^2, 1 vez por semana, por 4 a 8 semanas. A infusão deve ser iniciada a uma velocidade de 50 mg/hora, com aumentos de 50 mg/hora a cada 30 minutos caso não ocorram reações infusionais, até o máximo de 400 mg/hora. Quando administrado via intralesional, a dose é de 5 a 30 mg, 1 a 3 vezes por semana. Para minimizar o risco de reações infusionais graves, pré-medicar os pacientes com anti-histamínico e paracetamol antes da dose do rituximab.[177]

Eficácia

As taxas de resposta ao rituximab intralesional em linfomas centrofoliculares e da zona marginal são excelentes, com respostas completas de mais de 80%. Em monoterapia, o rituximab sistêmico atingiu respostas completas em 70% dos pacientes com linfomas indolentes (centrofolicular e da zona marginal) e em 40% dos pacientes com o linfoma difuso de grandes células tipo perna. Já com o R-CHOP, pacientes com o linfoma difuso tiveram taxas de resposta completa de até 92%. A duração média da resposta, mesmo em linfomas de comportamento mais agressivo, é de 25 meses (Figura 5.12).[176,177,179]

Efeitos colaterais

Os efeitos colaterais mais frequentes são febre e linfopenia, presentes em até metade dos pacientes. Calafrios, infecções secundárias, astenia e náuseas são outras reações frequentemente observadas. É necessário precaução com relação à síndrome de lise tumoral, infecções, reações infusionais, reações mucocutâneas, reativação do vírus da hepatite B e leucoencefalopatia multifocal progressiva.[176,180]

Reações infusionais podem ser graves e até fatais. Usualmente essas reações ocorrem na primeira infusão, em 30 a 120 minutos após o início da administração da droga. Os sintomas incluem urticária, hipotensão, angioedema, hipóxia, broncoespasmo, síndrome do desconforto respiratório agudo, infarto agudo do miocárdio, fibrilação ventricular, choque cardiogênico, eventos anafilactoides, podendo evoluir para óbito. Reações graves como síndrome de Stevens-Johnson e necrólise epidérmica tóxica também foram descritas. Caso o paciente já tenha tido previamente infecção por hepatite B (AgHBs positivo, ou AgHBs negativo e anti-HBc positivo), consultar especialistas com experiência no manejo de pacientes com hepatite B sobre a monitorização e a possibilidade de tratamento antiviral antes ou durante o tratamento com rituximab. Leucoencefalopatia multifocal progressiva pode ocorrer em pacientes com linfomas tratados com rituximab e quimioterapia, sendo necessária a avaliação, pelo especialista, de todo paciente que apresentar manifestações neurológicas de surgimento recente. É imperativo tratar primeiramente as infecções antes de iniciar tratamento com rituximab. Não administrar vacinas com vírus vivos antes ou durante o tratamento.[176,180]

Interações

Há toxicidade renal se for combinado com cisplatina.

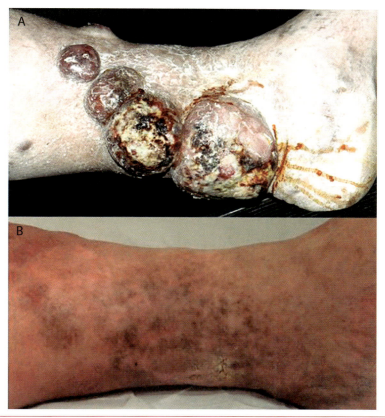

Figura 5.12. Paciente com linfoma difuso de grandes células B tipo perna antes e depois do tratamento com R-CHOP.

Utilização em populações específicas

O rituximab é categoria C para gestantes, sendo indicada contracepção para mulheres em idade fértil durante o tratamento e por até 12 meses após o seu término. Deve ser utilizado durante a gestação apenas se seus benefícios superarem o risco potencial para o feto. Não se sabe se o rituximab é excretado pelo leite materno, devendo-se pesar o risco e o benefício da amamentação. Não foi estabelecida a segurança para a população pediátrica. Não há estudos avaliando a interferência de insuficiência renal ou hepática na farmacocinética do rituximab.

REFERÊNCIAS BIBLIOGRÁFICAS

1. Zerhouni EA. Translational and clinical science--time for a new vision. N Engl J Med. 2005;353(15):1621-3.
2. Balch CM, Gershenwald JE, Soong SJ, Thompson JF, Atkins MB, Byrd DR, et al. Final version of 2009 AJCC melanoma staging and classification. J Clin Oncol. 2009;27(36):6199-206.
3. Siegel RL, Miller KD, Jemal A. Cancer statistics, 2016. CA Cancer J Clin. 2016;66(1):7-30.
4. Broekaert SM, Roy R, Okamoto I, van den Oord J, Bauer J, Garbe C, et al. Genetic and morphologic features for melanoma classification. Pigment Cell Melanoma Res. 2010;23(6):763-70.
5. Cicchiello M, Lin MJ, Pan Y, McLean C, Kelly JW. An assessment of clinical pathways and missed opportunities for the diagnosis of nodular melanoma versus superficial spreading melanoma. Australas J Dermatol. 2015.
6. Thomas NE, Kricker A, Waxweiler WT, Dillon PM, Busman KJ, From L, et al. Comparison of clinicopathologic features and survival of histopathologically amelanotic and pigmented melanomas: a population-based study. JAMA Dermatol. 2014;150(12):1306-314.

7. Tas F, Keskin S, Karadeniz A, Dagoglu N, Sen F, Kilic L, et al. Noncutaneous melanoma have distinct features from each other and cutaneous melanoma. Oncology. 2011;81(5-6):353-8.
8. Zalaudek I, Docimo G, Argenziano G. Using dermoscopic criteria and patient-related factors for the management of pigmented melanocytic nevi. Arch Dermatol. 2009;145(7):816-26.
9. Castro LG, Messina MC, Loureiro W, Macarenco RS, Duprat Neto JP, Giacomo TH, et al. Guidelines of the Brazilian Dermatology Society for diagnosis, treatment and follow up of primary cutaneous melanoma - Part I. An Bras Dermatol. 2015;90(6):851-61.
10. Longo C, Piana S, Lallas A, Moscarella E, Lombardi M, Raucci M, et al. Routine clinical-pathologic correlation of pigmented skin tumors can influence patient management. PLoS One. 2015;10(9):e0136031.
11. Atkins MB, Lotze MT, Dutcher JP, Fisher RI, Weiss G, Margolin K, et al. High-dose recombinant interleukin 2 therapy for patients with metastatic melanoma: analysis of 270 patients treated between 1985 and 1993. J Clin Oncol. 1999;17(7):2105-16.
12. Middleton MR, Grob JJ, Aaronson N, Fierlbeck G, Tilgen W, Seiter S, et al. Randomized phase III study of temozolomide versus dacarbazine in the treatment of patients with advanced metastatic malignant melanoma. J Clin Oncol. 2000;18(1):158-66.
13. Tsao H, Atkins MB, Sober AJ. Management of cutaneous melanoma. N Engl J Med. 2004;351(10):998-1012.
14. Curti BD. Rapid evolution of combination therapy in melanoma. N Engl J Med. 2014;371(20):1929-30.
15. Davies H, Bignell GR, Cox C, Stephens P, Edkins S, Clegg S, et al. Mutations of the BRAF gene in human cancer. Nature. 2002;417:949-54.
16. Keir ME, Butte MJ, Freeman GJ, Sharpe AH. PD-1 and its ligands in tolerance and immunity. Annu Rev Immunol. 2008;26:677-704.
17. Cargnello M, Roux PP. Activation and function of the MAPKs and their substrates, the MAPK-activated protein kinases. Microbiol Mol Biol Rev. 2011;75(1):50-83.
18. Maurer G, Tarkowski B, Baccarini M. Raf kinases in cancer-roles and therapeutic opportunities. Oncogene. 2011;30(32):3477-88.
19. Carvajal RD, Antonescu CR, Wolchok JD, Chapman PB, Roman RA, Teitcher J, et al. KIT as a therapeutic target in metastatic melanoma. JAMA. 2011;305(22):2327-34.
20. Wiesner T, He J, Yelensky R, Esteve-Puig R, Botton T, Yeh I, et al. Kinase fusions are frequent in Spitz tumours and spitzoid melanomas. Nat Commun. 2014;5:3116.
21. Bastian BC. The molecular pathology of melanoma: an integrated taxonomy of melanocytic neoplasia. Annu Rev Pathol. 2014;9:239-71.
22. Ascierto PA, Kirkwood JM, Grob JJ, Simeone E, Grimaldi AM, Maio M, et al. The role of BRAF V600 mutation in melanoma. J Transl Med. 2012;10:85.
23. Naidoo J, Page DB, Wolchok JD. Immune checkpoint blockade. Hematol Oncol Clin North Am. 2014;28(3):585-600.
24. Tentori L, Lacal PM, Graziani G. Challenging resistance mechanisms to therapies for metastatic melanoma. Trends Pharmacol Sci. 2013;34(12):656-66.
25. Fife BT, Bluestone JA. Control of peripheral T-cell tolerance and autoimmunity via the CTLA-4 and PD-1 pathways. Immunol Rev. 2008 Aug;224:166-82.
26. Swanson MS, Sinha UK. Rationale for combined blockade of PD-1 and CTLA-4 in advanced head and neck squamous cell cancer-review of current data. Oral Oncol. 2015;51(1):12-5.
27. Flaherty KT, Puzanov I, Kim KB, Ribas A, McArthur GA, Sosman JA, et al. Inhibition of mutated, activated BRAF in metastatic melanoma. N Engl J Med. 2010;363(9):809-19.
28. Sosman JA, Kim KB, Schuchter L, Gonzalez R, Pavlick AC, Weber JS, et al. Survival in BRAF V600-mutant advanced melanoma treated with vemurafenib. N Engl J Med. 2012;366(8):707-14.
29. Chapman PB, Hauschild A, Robert C, Haanen JB, Ascierto P, Larkin J, et al. Improved survival with vemurafenib in melanoma with BRAF V600E mutation. N Engl J Med. 2011;364:2517-26.
30. McArthur GA, Chapman PB, Robert C, Larkin J, Haanen JB, Dummer R, et al. Safety and efficacy of vemurafenib in BRAF(V600E) and BRAF(V600K) mutation-positive melanoma (BRIM-3): extended follow-up of a phase 3, randomised, open-label study. Lancet Oncol. 2014;15(3):323-32.
31. Heidorn SJ, Milagre C, Whittaker S, Nourry A, Niculescu-Duvas I, Dhomen N, et al. Kinase-dead BRAF and oncogenic RAS cooperate to drive tumor progression through CRAF. Cell. 2010;140(2):209-21.
32. Poulikakos PI, Zhang C, Bollag G, Shokat KM, Rosen N. RAF inhibitors transactivate RAF dimers and ERK signalling in cells with wild-type BRAF. Nature. 2010;464(7287):427-30.
33. Su F, Viros A, Milagre C, Trunzer K, Bollag G, Spleiss O, et al. RAS mutations in cutaneous squamous-cell carcinomas in patients treated with BRAF inhibitors. N Engl J Med. 2012;366:207-15.
34. Hauschild A, Grob J-J, Demidov LV, Jouary T, Gutzmer R, Millward M, et al. Dabrafenib in BRAF-mutated metastatic melanoma: a multicentre, open-label, phase 3 randomised controlled trial. The Lancet. 2012;380(9839):358-65.

35. Ascierto PA, Minor D, Ribas A, Lebbe C, O'Hagan A, Arya N, et al. Phase II trial (BREAK-2) of the BRAF inhibitor dabrafenib (GSK2118436) in patients with metastatic melanoma. J Clin Oncol. 2013;31(26):3205-11.
36. Robert C, Karaszewska B, Schachter J, Rutkowski P, Mackiewicz A, Stroiakovski D, et al. Improved overall survival in melanoma with combined dabrafenib and trametinib. N Engl J Med. 2015;372(1):30-9.
37. Falchook GS, Long GV, Kurzrock R, Kim KB, Arkenau TH, Brown MP, et al. Dabrafenib in patients with melanoma, untreated brain metastases, and other solid tumours: a phase 1 dose-escalation trial. Lancet. 2012;379(9829):1893-901.
38. Falchook GS, Lewis KD, Infante JR, Gordon MS, Vogelzang NJ, DeMarini DJ, et al. Activity of the oral MEK inhibitor trametinib in patients with advanced melanoma: a phase 1 dose-escalation trial. Lancet Oncol. 2012;13(8):782-9.
39. Kim KB, Kefford R, Pavlick AC, Infante JR, Ribas A, Sosman JA, et al. Phase II study of the MEK1/MEK2 inhibitor Trametinib in patients with metastatic BRAF-mutant cutaneous melanoma previously treated with or without a BRAF inhibitor. J Clin Oncol. 2013;31(4):482-9.
40. Infante JR, Fecher LA, Falchook GS, Nallapareddy S, Gordon MS, Becerra C, et al. Safety, pharmacokinetic, pharmacodynamic, and efficacy data for the oral MEK inhibitor trametinib: a phase 1 dose-escalation trial. Lancet Oncol. 2012;13(8):773-81.
41. Flaherty KT, Robert C, Hersey P, Nathan P, Garbe C, Milhem M, et al. Improved survival with MEK inhibition in BRAF-mutated melanoma. N Engl J Med. 2012;367(2):107-14.
42. Alcala AM, Flaherty KT. BRAF inhibitors for the treatment of metastatic melanoma: clinical trials and mechanisms of resistance. Clin Cancer Res. 2012;18(1):33-9.
43. Flaherty KT, Infante JR, Daud A, Gonzalez R, Kefford RF, Sosman J, et al. Combined BRAF and MEK inhibition in melanoma with BRAF V600 mutations. N Engl J Med. 2012;367(18):1694-703.
44. Long GV, Stroyakovskiy D, Gogas H, Levchenko E, de Braud F, Larkin J, et al. Combined BRAF and MEK inhibition versus BRAF inhibition alone in melanoma. N Engl J Med. 2014;371(20):1877-88.
45. Larkin J, Ascierto PA, Dreno B, Atkinson V, Liszkay G, Maio M, et al. Combined vemurafenib and cobimetinib in BRAF-mutated melanoma. N Engl J Med. 2014;371(20):1867-76.
46. Robert C, Thomas L, Bondarenko I, O'Day S, Weber J, Garbe C, et al. Ipilimumab plus dacarbazine for previously untreated metastatic melanoma. N Engl J Med. 2011;364(26):2517-26.
47. Hodi FS, O'Day SJ, McDermott DF, Weber RW, Sosman JA, Haanen JB, et al. Improved survival with ipilimumab in patients with metastatic melanoma. N Engl J Med. 2010;363(8):711-23.
48. Maio M, Grob JJ, Aamdal S, Bondarenko I, Robert C, Thomas L, et al. Five-year survival rates for treatment-naive patients with advanced melanoma who received ipilimumab plus dacarbazine in a phase III trial. J Clin Oncol. 2015;33(10):1191-6.
49. Weber J, Thompson JA, Hamid O, Minor D, Amin A, Ron I, et al. A randomized, double-blind, placebo-controlled, phase II study comparing the tolerability and efficacy of ipilimumab administered with or without prophylactic budesonide in patients with unresectable stage III or IV melanoma. Clin Cancer Res. 2009;15(17):5591-8.
50. Topalian SL, Sznol M, McDermott DF, Kluger HM, Carvajal RD, Sharfman WH, et al. Survival, durable tumor remission, and long-term safety in patients with advanced melanoma receiving nivolumab. J Clin Oncol. 2014;32(10):1020-30.
51. Robert C, Long GV, Brady B, Dutriaux C, Maio M, Mortier L, et al. Nivolumab in previously untreated melanoma without BRAF mutation. N Engl J Med. 2015;372(4):320-30.
52. Weber JS, D'Angelo SP, Minor D, Hodi FS, Gutzmer R, Neyns B, et al. Nivolumab versus chemotherapy in patients with advanced melanoma who progressed after anti-CTLA-4 treatment (CheckMate 037): a randomised, controlled, open-label, phase 3 trial. Lancet Oncol. 2015;16(4):375-84.
53. Freeman-Keller M, Kim Y, Cronin H, Richards A, Gibney G, Weber JS. Nivolumab in Resected and Unresectable Metastatic Melanoma: Characteristics of Immune-Related Adverse Events and Association with Outcomes. Clin Cancer Res. 2015.
54. Robert C, Ribas A, Wolchok JD, Hodi FS, Hamid O, Kefford R, et al. Anti-programmed-death-receptor-1 treatment with pembrolizumab in ipilimumab-refractory advanced melanoma: a randomised dose-comparison cohort of a phase 1 trial. The Lancet. 2014;384(9948):1109-17.
55. Ribas A, Puzanov I, Dummer R, Schadendorf D, Hamid O, Robert C, et al. Pembrolizumab versus investigator-choice chemotherapy for ipilimumab-refractory melanoma (KEYNOTE-002): a randomised, controlled, phase 2 trial. The Lancet Oncology. 2015;16(8):908-18.
56. Robert C, Schachter J, Long GV, Arance A, Grob JJ, Mortier L, et al. Pembrolizumab versus Ipilimumab in Advanced Melanoma. N Engl J Med. 2015;372(26):2521-32.
57. Postow MA, Chesney J, Pavlick AC, Robert C, Grossmann K, McDermott D, et al. Nivolumab and ipilimumab versus ipilimumab in untreated melanoma. N Engl J Med. 2015;372(21):2006-17.

58. Wolchok JD, Kluger H, Callahan MK, Postow MA, Rizvi NA, Lesokhin AM, et al. Nivolumab plus ipilimumab in advanced melanoma. N Engl J Med. 2013;369(2):122-33.
59. Larkin J, Chiarion-Sileni V, Gonzalez R, Grob JJ, Cowey CL, Lao CD, et al. Combined Nivolumab and Ipilimumab or Monotherapy in Untreated Melanoma. N Engl J Med. 2015;373(1):23-34.
60. Rogers HW, Weinstock MA, Feldman SR, Coldiron BM. Incidence Estimate of Nonmelanoma Skin Cancer (Keratinocyte Carcinomas) in the US Population, 2012. JAMA Dermatol. 2015;151(10):1081-6.
61. Clark CM, Furniss M, Mackay-Wiggan JM. Basal cell carcinoma: an evidence-based treatment update. Am J Clin Dermatol. 2014;15(3):197-216.
62. Varga E, Korom I, Rasko Z, Kis E, Varga J, Olah J, et al. Neglected Basal cell carcinomas in the 21st century. J Skin Cancer. 2011;2011:392151.
63. Sekulic A, Migden MR, Oro AE, Dirix L, Lewis KD, Hainsworth JD, et al. Efficacy and safety of vismodegib in advanced basal-cell carcinoma. N Engl J Med. 2012;366:2171-9.
64. Pfeiffer P, Hansen O, Rose C. Systemic cytotoxic therapy of basal cell carcinoma. A review of the literature. Eur J Cancer. 1990;26(1):73-7.
65. Wysong A, Aasi SZ, Tang JY. Update on metastatic basal cell carcinoma: a summary of published cases from 1981 through 2011. JAMA Dermatol. 2013;149(5):615-6.
66. Athar M, Li C, Kim AL, Spiegelman VS, Bickers DR. Sonic hedgehog signaling in Basal cell nevus syndrome. Cancer Res. 2014;74(18):4967-75.
67. Villavicencio EH, Walterhouse DO, Iannaccone PM. The sonic hedgehog-patched-gli pathway in human development and disease. Am J Hum Genet. 2000 Nov;67(5):1047-54.
68. Reifenberger J, Wolter M, Weber RG, Megahed M, Ruzicka T, Lichter P, et al. Missense mutations in SMOH in sporadic basal cell carcinomas of the skin and primitive neuroectodermal tumors of the central nervous system. Cancer Res. 1998;58(9):1798-803.
69. Xie J, Murone M, Luoh SM, Ryan A, Gu Q, Zhang C, et al. Activating smoothened mutations in sporadic basal-cell carcinoma. Nature. 1998;391(6662):90-2.
70. Daya-Grosjean L, Couve-Privat S. Sonic hedgehog signaling in basal cell carcinomas. Cancer Lett. 2005;225(2):181-92.
71. Epstein EH. Basal cell carcinomas: attack of the hedgehog. Nat Rev Cancer. 2008;8(10):743-54.
72. Pan S, Dong Q, Sun LS, Li TJ. Mechanisms of inactivation of PTCH1 gene in nevoid basal cell carcinoma syndrome: modification of the two-hit hypothesis. Clin Cancer Res. 2010;16(2):442-50.
73. Peacock CD, Rudin CM. Skin deep and deeper: multiple pathways in basal cell carcinogenesis. Cancer Prev Res (Phila). 2010;3(10):1213-6.
74. Brinkhuizen T, van den Hurk K, Winnepenninckx VJ, de Hoon JP, van Marion AM, Veeck J, et al. Epigenetic changes in Basal Cell Carcinoma affect SHH and WNT signaling components. PLoS One. 2012;7(12):e51710.
75. LoRusso PM, Rudin CM, Reddy JC, Tibes R, Weiss GJ, Borad MJ, et al. Phase I trial of hedgehog pathway inhibitor vismodegib (GDC-0449) in patients with refractory, locally advanced or metastatic solid tumors. Clin Cancer Res. 2011;17(8):2502-11.
76. Chang AL, Solomon JA, Hainsworth JD, Goldberg L, McKenna E, Day BM, et al. Expanded access study of patients with advanced basal cell carcinoma treated with the Hedgehog pathway inhibitor, vismodegib. J Am Acad Dermatol. 2014;70(1):60-9.
77. Tang JY, Mackay-Wiggan JM, Aszterbaum M, Yauch RL, Lindgren J, Chang K, et al. Inhibiting the hedgehog pathway in patients with the basal-cell nevus syndrome. N Engl J Med. 2012;366(23):2180-8.
78. St-Jacques B, Dassule HR, Karavanova I, Botchkarev VA, Li J, Danielian PS, et al. Sonic hedgehog signaling is essential for hair development. Curr Biol. 1998;8(19):1058-68.
79. Chiang C, Swan RZ, Grachtchouk M, Bolinger M, Litingtung Y, Robertson EK, et al. Essential role for Sonic hedgehog during hair follicle morphogenesis. Dev Biol. 1999;205(1):1-9.
80. Hall JM, Bell ML, Finger TE. Disruption of sonic hedgehog signaling alters growth and patterning of lingual taste papillae. Dev Biol. 2003;255(2):263-77.
81. Liu HX, Maccallum DK, Edwards C, Gaffield W, Mistretta CM. Sonic hedgehog exerts distinct, stage-specific effects on tongue and taste papilla development. Dev Biol. 2004;276(2):280-300.
82. Rodon J, Tawbi HA, Thomas AL, Stoller RG, Turtschi CP, Baselga J, et al. A phase I, multicenter, open-label, first-in-human, dose-escalation study of the oral smoothened inhibitor Sonidegib (LDE225) in patients with advanced solid tumors. Clin Cancer Res. 2014;20(7):1900-9.
83. Migden MR, Guminski A, Gutzmer R, Dirix L, Lewis KD, Combemale P, et al. Treatment with two different doses of sonidegib in patients with locally advanced or metastatic basal cell carcinoma (BOLT): a multicentre, randomised, double-blind phase 2 trial. Lancet Oncol. 2015;16(6):716-28.
84. Zollinger M, Lozac'h F, Hurh E, Emotte C, Bauly H, Swart P. Absorption, distribution, metabolism, and excretion (ADME) of (1)(4)C-sonidegib (LDE225) in healthy volunteers. Cancer Chemother Pharmacol. 2014;74(1):63-75.

85. Rudnick EW, Thareja S, Cherpelis B. Oral therapy for nonmelanoma skin cancer in patients with advanced disease and large tumor burden: a review of the literature with focus on a new generation of targeted therapies. Int J Dermatol. 2015.
86. Lomas A, Leonardi-Bee J, Bath-Hextall F. A systematic review of worldwide incidence of nonmelanoma skin cancer. Br J Dermatol. 2012;166(5):1069-80.
87. Marks R, Staples M, Giles GG. Trends in non-melanocytic skin cancer treated in Australia: the second national survey. Int J Cancer. 1993;53(4):585-90.
88. de Vries E, Trakatelli M, Kalabalikis D, Ferrandiz L, Ruiz-de-Casas A, Moreno-Ramirez D, et al. Known and potential new risk factors for skin cancer in European populations: a multicentre case-control study. Br J Dermatol. 2012;167 Suppl 2:1-13.
89. Revenga Arranz F, Paricio Rubio JF, Mar Vazquez Salvado M, del Villar Sordo V. Descriptive epidemiology of basal cell carcinoma and cutaneous squamous cell carcinoma in Soria (northeastern Spain) 1998-2000: a hospital-based survey. J Eur Acad Dermatol Venereol. 2004;18(2):137-41.
90. Bajdik CD, Gallagher RP, Astrakianakis G, Hill GB, Fincham S, McLean DI. Non-solar ultraviolet radiation and the risk of basal and squamous cell skin cancer. Br J Cancer. 1996;73(12):1612-4.
91. Wong SS, Tan KC, Goh CL. Cutaneous manifestations of chronic arsenicism: review of seventeen cases. J Am Acad Dermatol. 1998;38(2 Pt 1):179-85.
92. Karagas MR, Nelson HH, Zens MS, Linet M, Stukel TA, Spencer S, et al. Squamous cell and basal cell carcinoma of the skin in relation to radiation therapy and potential modification of risk by sun exposure. Epidemiology. 2007;18(6):776-84.
93. Stratigos A, Garbe C, Lebbe C, Malvehy J, del Marmol V, Pehamberger H, et al. Diagnosis and treatment of invasive squamous cell carcinoma of the skin: European consensus-based interdisciplinary guideline. Eur J Cancer. 2015;51(14):1989-2007.
94. Berg D, Otley CC. Skin cancer in organ transplant recipients: Epidemiology, pathogenesis, and management. J Am Acad Dermatol. 2002;47(1):1-17; quiz 8-20.
95. Harwood CA, Proby CM, McGregor JM, Sheaff MT, Leigh IM, Cerio R. Clinicopathologic features of skin cancer in organ transplant recipients: a retrospective case-control series. J Am Acad Dermatol. 2006;54(2):290-300.
96. Boussemart L, Routier E, Mateus C, Opletalova K, Sebille G, Kamsu-Kom N, et al. Prospective study of cutaneous side-effects associated with the BRAF inhibitor vemurafenib: a study of 42 patients. Ann Oncol. 2013;24(6):1691-7.
97. Marks R, Rennie G, Selwood TS. Malignant transformation of solar keratoses to squamous cell carcinoma. Lancet. 1988;1(8589):795-7.
98. Werner RN, Sammain A, Erdmann R, Hartmann V, Stockfleth E, Nast A. The natural history of actinic keratosis: a systematic review. Br J Dermatol. 2013;169(3):502-18.
99. Brougham ND, Dennett ER, Cameron R, Tan ST. The incidence of metastasis from cutaneous squamous cell carcinoma and the impact of its risk factors. J Surg Oncol. 2012;106(7):811-5.
100. Goepfert H, Dichtel WJ, Medina JE, Lindberg RD, Luna MD. Perineural invasion in squamous cell skin carcinoma of the head and neck. Am J Surg. 1984;148(4):542-7.
101. Zwald FO, Brown M. Skin cancer in solid organ transplant recipients: advances in therapy and management: part II. Management of skin cancer in solid organ transplant recipients. J Am Acad Dermatol. 2011;65(2):263-79; quiz 80.
102. Bovill ES, Banwell PE. Re-excision of incompletely excised cutaneous squamous cell carcinoma: histological findings influence prognosis. J Plast Reconstr Aesthet Surg. 2012;65(10):1390-5.
103. Jank S, Robatscher P, Emshoff R, Strobl H, Gojer G, Norer B. The diagnostic value of ultrasonography to detect occult lymph node involvement at different levels in patients with squamous cell carcinoma in the maxillofacial region. Int J Oral Maxillofac Surg. 2003;32(1):39-42.
104. Ratushny V, Gober MD, Hick R, Ridky TW, Seykora JT. From keratinocyte to cancer: the pathogenesis and modeling of cutaneous squamous cell carcinoma. J Clin Invest. 2012;122(2):464-72.
105. Boukamp P. Non-melanoma skin cancer: what drives tumor development and progression? Carcinogenesis. 2005;26(10):1657-67.
106. Uribe P, Gonzalez S. Epidermal growth factor receptor (EGFR) and squamous cell carcinoma of the skin: molecular bases for EGFR-targeted therapy. Pathol Res Pract. 2011;207(6):337-42.
107. Maubec E, Duvillard P, Velasco V, Crickx B, Avril MF. Immunohistochemical analysis of EGFR and HER-2 in patients with metastatic squamous cell carcinoma of the skin. Anticancer Res. 2005;25(2B):1205-10.
108. Galer CE, Corey CL, Wang Z, Younes MN, Gomez-Rivera F, Jasser SA, et al. Dual inhibition of epidermal growth factor receptor and insulin-like growth factor receptor I: reduction of angiogenesis and tumor growth in cutaneous squamous cell carcinoma. Head Neck. 2011;33(2):189-98.
109. Stockfleth E, Kerl H, Guideline Subcommittee of the European Dermatology F. Guidelines for the management of actinic keratoses. Eur J Dermatol. 2006;16(6):599-606.

110. Chren MM, Linos E, Torres JS, Stuart SE, Parvataneni R, Boscardin WJ. Tumor recurrence 5 years after treatment of cutaneous basal cell carcinoma and squamous cell carcinoma. J Invest Dermatol. 2013;133(5):1188-96.
111. Veness MJ. The important role of radiotherapy in patients with non-melanoma skin cancer and other cutaneous entities. J Med Imaging Radiat Oncol. 2008;52(3):278-86.
112. Lansbury L, Bath-Hextall F, Perkins W, Stanton W, Leonardi-Bee J. Interventions for non-metastatic squamous cell carcinoma of the skin: systematic review and pooled analysis of observational studies. BMJ. 2013;347:f6153.
113. Guthrie TH, Jr., Porubsky ES, Luxenberg MN, Shah KJ, Wurtz KL, Watson PR. Cisplatin-based chemotherapy in advanced basal and squamous cell carcinomas of the skin: results in 28 patients including 13 patients receiving multimodality therapy. J Clin Oncol. 1990;8(2):342-6.
114. Sadek H, Azli N, Wendling JL, Cvitkovic E, Rahal M, Mamelle G, et al. Treatment of advanced squamous cell carcinoma of the skin with cisplatin, 5-fluorouracil, and bleomycin. Cancer. 1990;66(8):1692-6.
115. Khansur T, Kennedy A. Cisplatin and 5-fluorouracil for advanced locoregional and metastatic squamous cell carcinoma of the skin. Cancer. 1991;67(8):2030-2.
116. Cartei G, Cartei F, Interlandi G, Meneghini G, Jop A, Zingone G, et al. Oral 5-fluorouracil in squamous cell carcinoma of the skin in the aged. Am J Clin Oncol. 2000;23(2):181-4.
117. Benasso M, Merlano M, Sanguineti G, Corvo R, Numico G, Ricci I, et al. Gemcitabine, cisplatin, and radiation in advanced, unresectable squamous cell carcinoma of the head and neck: a feasibility study. Am J Clin Oncol. 2001;24(6):618-22.
118. Kurai J, Chikumi H, Hashimoto K, Yamaguchi K, Yamasaki A, Sako T, et al. Antibody-dependent cellular cytotoxicity mediated by cetuximab against lung cancer cell lines. Clin Cancer Res. 2007;13(5):1552-61.
119. Maubec E, Petrow P, Scheer-Senyarich I, Duvillard P, Lacroix L, Gelly J, et al. Phase II study of cetuximab as first-line single-drug therapy in patients with unresectable squamous cell carcinoma of the skin. J Clin Oncol. 2011;29(25):3419-26.
120. Burtness B, Goldwasser MA, Flood W, Mattar B, Forastiere AA, Eastern Cooperative Oncology G. Phase III randomized trial of cisplatin plus placebo compared with cisplatin plus cetuximab in metastatic/recurrent head and neck cancer: an Eastern Cooperative Oncology Group study. J Clin Oncol. 2005;23(34):8646-54.
121. Lacouture ME, Maitland ML, Segaert S, Setser A, Baran R, Fox LP, et al. A proposed EGFR inhibitor dermatologic adverse event-specific grading scale from the MASCC skin toxicity study group. Support Care Cancer. 2010;18(4):509-22.
122. Robert C, Sibaud V, Mateus C, Cherpelis BS. Advances in the management of cutaneous toxicities of targeted therapies. Semin Oncol. 2012;39(2):227-40.
123. Bejar C, Maubec E. Therapy of advanced squamous cell carcinoma of the skin. Curr Treat Options Oncol. 2014;15(2):302-20.
124. Heath CH, Deep NL, Nabell L, Carroll WR, Desmond R, Clemons L, et al. Phase 1 study of erlotinib plus radiation therapy in patients with advanced cutaneous squamous cell carcinoma. Int J Radiat Oncol Biol Phys. 2013;85(5):1275-81.
125. Read W. Squamous carcinoma of the skin responding to erlotinib: three cases. J Clin Oncol. 2007;25(Suppl. 18):16519.
126. Gold KA. Phase II trial of erlotinib, prior to surgery or radiation in patients with squamous cell cancers (SCC) of the skin. ClinicalTrialsgov [Internet].http://clinicaltrials.gov/show/NCT01059305 (acessado dia 08 de Fevereiro de 2016).
127. Lewis CM, Glisson BS, Feng L, Wan F, Tang X, Wistuba, II, et al. A phase II study of gefitinib for aggressive cutaneous squamous cell carcinoma of the head and neck. Clin Cancer Res. 2012;18(5):1435-46.
128. Glisson BS, Kim ES, Kies MS, Francisco M, Blumenschein GR, Tsao AS, et al. Phase II study of gefitinib in patients with metastatic/recurrent squamous cell carcinoma of the skin. 2006 ASCO Annual Meeting Proceedings. J Clin Oncol [Internet]. 2006;24:5531. http://meeting.ascopubs.org/cgi/content/abstract/24/18_suppl/(acesso em 08 de fevereiro de 2016).
129. Smith A, Crouch S, Lax S, Li J, Painter D, Howell D, et al. Lymphoma incidence, survival and prevalence 2004-2014: sub-type analyses from the UK's Haematological Malignancy Research Network. Br J Cancer. 2015;112(9):1575-84.
130. Newton R, Ferlay J, Beral V, Devesa S. The epidemiology of non-Hodgkin's lymphoma: comparison of nodal and extra-nodal sites. Int J Cancer. 1997 Sep 17;72(6):923-30.
131. Bradford PT, Devesa SS, Anderson WF, Toro JR. Cutaneous lymphoma incidence patterns in the United States: a population-based study of 3884 cases. Blood. 2009;113(21):5064-73.
132. Willemze R, Jaffe ES, Burg G, Cerroni L, Berti E, Swerdlow SH, et al. WHO-EORTC classification for cutaneous lymphomas. Blood. 2005;105(10):3768-85.
133. Slater DN. The new World Health Organization-European Organization for Research and Treatment of Cancer classification for cutaneous lymphomas: a practical marriage of two giants. Br J Dermatol. 2005;153(5):874-80.

134. Swerdlow S, Campo E, Harris N, Jaffe E, Pileri S, Stein H, et al. WHO Classification of Tumours of Haematopoietic and Lymphoid Tissues. Lyon, France: IARC Press; 2008.
135. Criscione VD, Weinstock MA. Incidence of cutaneous T-cell lymphoma in the United States, 1973-2002. Arch Dermatol. 2007;143(7):854-9.
136. Riou-Gotta MO, Fournier E, Mermet I, Pelletier F, Humbert P, Danzon A, et al. Primary cutaneous lymphomas: a population-based descriptive study of 71 consecutive cases diagnosed between 1980 and 2003. Leuk Lymphoma. 2008;49(8):1537-44.
137. Smith BD, Smith GL, Cooper DL, Wilson LD. The cutaneous B-cell lymphoma prognostic index: a novel prognostic index derived from a population-based registry. J Clin Oncol. 2005;23(15):3390-5.
138. Guitart J, Kennedy J, Ronan S, Chmiel J, Hsiegh Y, Variakojis D. Histologic criteria for the diagnosis of mycosis fungoides: proposal for a grading system to standardize pathology reporting. J Cutan Pathol. 2001 Apr;28(4):174-83.
139. Scarisbrick JJ, Prince HM, Vermeer MH, Quaglino P, Horwitz S, Porcu P, et al. Cutaneous Lymphoma International Consortium Study of Outcome in Advanced Stages of Mycosis Fungoides and Sezary Syndrome: Effect of Specific Prognostic Markers on Survival and Development of a Prognostic Model. J Clin Oncol. 2015;33(32):3766-73.
140. Olsen E, Vonderheid E, Pimpinelli N, Willemze R, Kim Y, Knobler R, et al. Revisions to the staging and classification of mycosis fungoides and Sezary syndrome: a proposal of the International Society for Cutaneous Lymphomas (ISCL) and the Cutaneous Lymphoma Task Force of the European Organization of Research and Treatment of Cancer (EORTC). Blood. 2007;110(6):1713-22.
141. Kubica AW, Davis MD, Weaver AL, Killian JM, Pittelkow MR. Sezary syndrome: a study of 176 patients at Mayo Clinic. J Am Acad Dermatol. 2012;67(6):1189-99.
142. Shimoyama M. Diagnostic criteria and classification of clinical subtypes of adult T-cell leukaemia-lymphoma. A report from the Lymphoma Study Group (1984-87). Br J Haematol. 1991;79(3):428-37.
143. Setoyama M, Katahira Y, Kanzaki T. Clinicopathologic analysis of 124 cases of adult T-cell leukemia/lymphoma with cutaneous manifestations: the smouldering type with skin manifestations has a poorer prognosis than previously thought. J Dermatol. 1999;26(12):785-90.
144. Sawada Y, Hino R, Hama K, Ohmori S, Fueki H, Yamada S, et al. Type of skin eruption is an independent prognostic indicator for adult T-cell leukemia/lymphoma. Blood. 2011;117(15):3961-7.
145. Bekkenk MW, Geelen FA, van Voorst Vader PC, Heule F, Geerts ML, van Vloten WA, et al. Primary and secondary cutaneous CD30(+) lymphoproliferative disorders: a report from the Dutch Cutaneous Lymphoma Group on the long-term follow-up data of 219 patients and guidelines for diagnosis and treatment. Blood. 2000;95(12):3653-61.
146. Liu HL, Hoppe RT, Kohler S, Harvell JD, Reddy S, Kim YH. CD30+ cutaneous lymphoproliferative disorders: the Stanford experience in lymphomatoid papulosis and primary cutaneous anaplastic large cell lymphoma. J Am Acad Dermatol. 2003;49(6):1049-58.
147. Paulli M, Berti E. Cutaneous T-cell lymphomas (including rare subtypes). Current concepts. II. Haematologica. 2004;89(11):1372-88.
148. Weenig RH, Ng CS, Perniciaro C. Subcutaneous panniculitis-like T-cell lymphoma: an elusive case presenting as lipomembranous panniculitis and a review of 72 cases in the literature. Am J Dermatopathol. 2001;23(3):206-15.
149. Willemze R, Jansen PM, Cerroni L, Berti E, Santucci M, Assaf C, et al. Subcutaneous panniculitis-like T-cell lymphoma: definition, classification, and prognostic factors: an EORTC Cutaneous Lymphoma Group Study of 83 cases. Blood. 2008;111(2):838-45.
150. Assaf C, Gellrich S, Whittaker S, Robson A, Cerroni L, Massone C, et al. CD56-positive haematological neoplasms of the skin: a multicentre study of the Cutaneous Lymphoma Project Group of the European Organisation for Research and Treatment of Cancer. J Clin Pathol. 2007;60(9):981-9.
151. Smoller BR, Santucci M, Wood GS, Whittaker SJ. Histopathology and genetics of cutaneous T-cell lymphoma. Hematol Oncol Clin North Am. 2003;17(6):1277-311.
152. Dewar R, Andea AA, Guitart J, Arber DA, Weiss LM. Best practices in diagnostic immunohistochemistry: workup of cutaneous lymphoid lesions in the diagnosis of primary cutaneous lymphoma. Arch Pathol Lab Med. 2015;139(3):338-50.
153. Ponti R, Fierro MT, Quaglino P, Lisa B, Paola F, Michela O, et al. TCR gamma-chain gene rearrangement by PCR-based GeneScan: diagnostic accuracy improvement and clonal heterogeneity analysis in multiple cutaneous T-cell lymphoma samples. J Invest Dermatol. 2008;128(4):1030-8.
154. Schafernak KT, Variakojis D, Goolsby CL, Tucker RM, Martinez-Escala ME, Smith FA, et al. Clonality assessment of cutaneous B-cell lymphoid proliferations: a comparison of flow cytometry immunophenotyping, molecular studies, and immunohistochemistry/in situ hybridization and review of the literature. Am J Dermatopathol. 2014;36(10):781-95.
155. Sufficool KE, Lockwood CM, Abel HJ, Hagemann IS, Schumacher JA, Kelley TW, et al. T-cell clonality assessment by next-generation sequencing improves detection sensitivity in mycosis fungoides. J Am Acad Dermatol. 2015;73(2):228-36 e2.

156. Suarez AL, Querfeld C, Horwitz S, Pulitzer M, Moskowitz A, Myskowski PL. Primary cutaneous B-cell lymphomas: part II. Therapy and future directions. J Am Acad Dermatol. 2013;69(3):343 e1-11; quiz 55-6.
157. Jawed SI, Myskowski PL, Horwitz S, Moskowitz A, Querfeld C. Primary cutaneous T-cell lymphoma (mycosis fungoides and Sezary syndrome): part II. Prognosis, management, and future directions. J Am Acad Dermatol. 2014;70(2):223 e1-17; quiz 40-2.
158. Duvic M, Vu J. Update on the treatment of cutaneous T-cell lymphoma (CTCL): Focus on vorinostat. Biologics. 2007;1(4):377-92.
159. Olsen EA, Kim YH, Kuzel TM, Pacheco TR, Foss FM, Parker S, et al. Phase IIb multicenter trial of vorinostat in patients with persistent, progressive, or treatment refractory cutaneous T-cell lymphoma. J Clin Oncol. 2007;25(21):3109-15.
160. Thurn KT, Thomas S, Moore A, Munster PN. Rational therapeutic combinations with histone deacetylase inhibitors for the treatment of cancer. Future Oncol. 2011;7(2):263-83.
161. Duvic M, Talpur R, Ni X, Zhang C, Hazarika P, Kelly C, et al. Phase 2 trial of oral vorinostat (suberoylanilide hydroxamic acid, SAHA) for refractory cutaneous T-cell lymphoma (CTCL). Blood. 2007;109(1):31-9.
162. Whittaker SJ, Demierre MF, Kim EJ, Rook AH, Lerner A, Duvic M, et al. Final results from a multicenter, international, pivotal study of romidepsin in refractory cutaneous T-cell lymphoma. J Clin Oncol. 2010;28(29):4485-91.
163. Piekarz RL, Frye R, Turner M, Wright JJ, Allen SL, Kirschbaum MH, et al. Phase II multi-institutional trial of the histone deacetylase inhibitor romidepsin as monotherapy for patients with cutaneous T-cell lymphoma. J Clin Oncol. 2009;27(32):5410-7.
164. Laille E, Patel M, Jones SF, Burris HA, 3rd, Infante J, Lemech C, et al. Evaluation of CYP3A-mediated drug-drug interactions with romidepsin in patients with advanced cancer. J Clin Pharmacol. 2015;55(12):1378-85.
165. Lundin J, Hagberg H, Repp R, Cavallin-Stahl E, Freden S, Juliusson G, et al. Phase 2 study of alemtuzumab (anti-CD52 monoclonal antibody) in patients with advanced mycosis fungoides/Sezary syndrome. Blood. 2003;101(11):4267-72.
166. Geskin LJ. Monoclonal Antibodies. Dermatol Clin. 2015;33(4):777-86.
167. Clark RA, Watanabe R, Teague JE, Schlapbach C, Tawa MC, Adams N, et al. Skin effector memory T cells do not recirculate and provide immune protection in alemtuzumab-treated CTCL patients. Sci Transl Med. 2012;4(117):117ra7.
168. Bernengo MG, Quaglino P, Comessatti A, Ortoncelli M, Novelli M, Lisa F, et al. Low-dose intermittent alemtuzumab in the treatment of Sézary syndrome: clinical and immunologic findings in 14 patients. Haematologica. 2007;92(6):784-94.
169. Edinger JT, Clark BZ, Pucevich BE, Geskin LJ, Swerdlow SH. CD30 expression and proliferative fraction in nontransformed mycosis fungoides. Am J Surg Pathol. 2009;33(12):1860-8.
170. van de Donk NW, Dhimolea E. Brentuximab vedotin. MAbs. 2012 Jul-Aug;4(4):458-65.
171. Duvic M, Tetzlaff MT, Gangar P, Clos AL, Sui D, Talpur R. Results of a Phase II Trial of Brentuximab Vedotin for CD30+ Cutaneous T-Cell Lymphoma and Lymphomatoid Papulosis. J Clin Oncol. 2015;33(32):3759-65.
172. Mehra T, Ikenberg K, Moos RM, Benz R, Nair G, Schanz U, et al. Brentuximab as a treatment for CD30+ mycosis fungoides and Sezary syndrome. JAMA Dermatol. 2015;151(1):73-7.
173. Zinzani PL, Corradini P, Gianni AM, Federico M, Santoro A, Vitolo U, et al. Brentuximab Vedotin in CD30-Positive Lymphomas: A SIE, SIES, and GITMO Position Paper. Clin Lymphoma Myeloma Leuk. 2015;15(9):507-13.
174. Olsen E, Duvic M, Frankel A, Kim Y, Martin A, Vonderheid E, et al. Pivotal phase III trial of two dose levels of denileukin diftitox for the treatment of cutaneous T-cell lymphoma. J Clin Oncol. 2001;19(2):376-88.
175. Duvic M, Geskin L, Prince HM. Duration of response in cutaneous T-cell lymphoma patients treated with denileukin diftitox: results from 3 phase III studies. Clin Lymphoma Myeloma Leuk. 2013;13(4):377-84.
176. Brandenburg A, Humme D, Terhorst D, Gellrich S, Sterry W, Beyer M. Long-term outcome of intravenous therapy with rituximab in patients with primary cutaneous B-cell lymphomas. Br J Dermatol. 2013;169(5):1126-32.
177. Senff NJ, Noordijk EM, Kim YH, Bagot M, Berti E, Cerroni L, et al. European Organization for Research and Treatment of Cancer and International Society for Cutaneous Lymphoma consensus recommendations for the management of cutaneous B-cell lymphomas. Blood. 2008;112(5):1600-9.
178. Vermeer MH, Willemze R. Recent advances in primary cutaneous B-cell lymphomas. Curr Opin Oncol. 2014;26(2):230-6.
179. Penate Y, Hernandez-Machin B, Perez-Mendez LI, Santiago F, Rosales B, Servitje O, et al. Intralesional rituximab in the treatment of indolent primary cutaneous B-cell lymphomas: an epidemiological observational multicentre study. The Spanish Working Group on Cutaneous Lymphoma. Br J Dermatol. 2012;167(1):174-9.
180. Fernández-Guarino M, Ortiz-Romero P, Fernández-Misa R, Montalbán C. Rituximab in the treatment of primary cutaneous B-cell lymphoma: a review. Actas Dermosifiliogr. 2014 Jun;105(5):438-45.

Biológicos na Hidradenite Supurativa

6

Maria Cecília M. Rivitti Machado
Bruno Leonardo Silva

INTRODUÇÃO

A hidradenite supurativa (HS) é uma doença inflamatória crônica e recorrente, progressiva e debilitante, de extraordinário impacto na qualidade de vida do portador. O quadro tem início após a puberdade, com o aparecimento de lesões peculiares: nódulos inflamatórios, abscessos, fístulas e cicatrizes. Afeta mais comumente as regiões axilar, inguinal, inframamária, anogenital e glútea; entretanto, pode ocorrer em outras localizações, como tórax, membros, região cervical e couro cabeludo, apresentando um contínuo espectro que não raramente se sobrepõe às doenças abscedantes do folículo piloso.[1,2]

Diversos estudos tiveram por objetivo determinar a frequência de HS na população; porém, devido a diferenças metodológicas (população estudada, método diagnóstico, coleta de dados), os valores encontrados apresentaram uma grande variabilidade, de 0,05% a 4%, e se estima que a prevalência seja inferior a 1%, sendo mais frequente em mulheres do que em homens (3:1), mas neles apresentando-se com maior gravidade.[1,3,4]

PATOGENIA

Atualmente, a HS é considerada uma doença da unidade pilossebácea, com resposta inflamatória inapropriada, envolvendo a microbiota cutânea, predisposição genética e alguns fatores exógenos.[1]

A oclusão folicular parece ser o evento primário na HS. É causada por ceratose folicular e hiperplasia do epitélio folicular, o que leva ao acúmulo de restos celulares, com a consequente formação de cistos. Havendo ruptura de cistos, segue-se uma resposta inflamatória significativa local, formação de abscessos e, posteriormente, de cordões fibróticos e cicatrizes.[5,6] A resposta inflamatória é mediada por citocinas como o TNF-α, IL-6, IL-10, IL-12, IL-23 e IL-17.[1,7-9]

A despeito de comprometer axilas e região inguinal e períneo e ser, caracteristicamente, uma dermatose supurativa, a HS não é ocasionada por infecção e não tem origem nas glândulas apócrinas.[10]

Os fatores exógenos mais importantes a influenciar o desenvolvimento e a evolução da HS são o tabagismo e a obesidade.[1,3,11]

MANIFESTAÇÃO CLÍNICA E DIAGNÓSTICO

A HS usualmente se inicia após a puberdade, entre a segunda e terceira décadas de vida. As lesões primárias incluem comedões, nódulos dolorosos e/ou abscessos, podendo evoluir para fístulas com liberação intermitente de secreção serossanguinolenta ou pus, com odor fétido. O processo pode evoluir para cicatrizes hipertróficas, às vezes retráteis, com aspecto em ponte ou pregueadas.[12]

Não há teste laboratorial para determinar o diagnóstico de HS, que é fundamentalmente clínico, baseado na morfologia e no histórico do paciente, e podendo ser resumido em três características principais: presença de lesões típicas, distribuição característica e curso crônico com surtos de agudização (ocorrência de pelo menos duas lesões no período de 6 meses).[2,12-14]

ASSOCIAÇÕES E COMORBIDADES

A HS está associada a diversas doenças que compartilham o mesmo mecanismo fisiopatológico ou base genética comum.[1,3,15] Dentre elas, destacam-se as doenças da oclusão folicular (acne conglobata, foliculite dissecante do couro cabeludo e cisto polonidal);[2] doenças inflamatórias como a doença de Crohn e espondiloartropatias, além de moléstias raras como a síndrome SAPHO (sinovite, acne, pustulose, hiperostose e osteíte),[3] PASH (artrite piogênica, pioderma gangrenoso e HS)[16] e PAPASH (artrite piogênica, pioderma gangrenoso, acne e HS).[17]

Além do tabagismo, duas outras associações são de suma importância: a síndrome metabólica e doenças psicossociais.

Síndrome metabólica

Nos últimos anos, vários estudos mostram clara associação entre HS e obesidade, síndrome metabólica e seus fatores de risco.[11,18-21] Portadores de HS têm risco de eventos cardiovasculares graves precoces e maior diminuição da expectativa de vida que os portadores de psoríase e de outras doenças inflamatórias graves.[22,23]

Impacto psicossocial

A HS afeta negativamente a qualidade de vida dos pacientes, sendo considerada uma das doenças mais impactantes na área da dermatologia. Além da dor, são relatados deterioração das interações interpessoais (tanto no âmbito familiar como no social), problemas sexuais (devido ao aspecto e ao odor das lesões), ideação suicida e dificuldades econômicas (devido ao absenteísmo e à perda de trabalho).[3,8,24] Foi documentada maior utilização de serviços de saúde de maior complexidade por indivíduos jovens e economicamente ativos.[25,26]

CLASSIFICAÇÃO, AVALIAÇÃO DA GRAVIDADE E DA RESPOSTA CLÍNICA

Há diversos sistemas para a classificação clínica, caracterização da extensão e gravidade da doença, bem como de resposta clínica a tratamentos instituídos a pacientes com HS. Os mais aceitos são a escala de Hurley, a Avaliação Médica Global em HS (HS-PGA), a escala de Sartorius e o HiSCR (Hidradenitis Suppurativa Clinical Response).

O primeiro sistema desenvolvido foi o de Hurley (Tabela 6.1), que é o mais utilizado, devido à sua praticidade e rapidez. Ele fornece uma avaliação qualitativa e estática, sendo útil para caracterização da doença, com impacto na definição da abordagem terapêutica.[1,3,13] De maneira geral, o Estágio I é o mais comum (68% dos pacientes), enquanto o Estágio II ocorre em 28% dos pacientes, e 4% são classificados como Estágio III.[3]

Tabela 6.1. Estágios de Hurley

Estágio I	Abscesso único, ou múltiplos, porém sem trato sinusal ou cicatrizes
Estágio II	Abscesso recorrente único, ou múltiplos, separados com formação de trato e cicatrizes
Estágio III	Múltiplos tratos interconectados e abscessos envolvendo uma área anatômica completa

A escala HS-PGA é uma avaliação que complementa a escala de Hurley (Tabela 6.2); pode ser usada para acompanhamento da resposta terapêutica em estudos clínicos, muito embora outras escalas de avaliação tenham sido desenvolvidas com a finalidade de exame clínico de resposta, como é o caso do HiSCR. A HS-PGA contempla o número total de abscessos, fístulas, nódulos inflamatórios e não inflamatórios. É muito simples e fácil de usar, possibilitando acompanhar a progressão da doença.[1,3]

Tabela 6.2. HS-PGA

Livre	Sem inflamação ou nódulos não inflamatórios
Mínima	Apenas a presença de nódulos não inflamatórios
Leve	Menos de cinco nódulos inflamatórios ou um abscesso ou fístula drenante e sem nódulos não inflamatórios
Moderado	Menos do que cinco nódulos inflamatórios ou um abscesso ou fístula drenante e um ou mais nódulos inflamatórios ou dois a cinco abscessos ou fístulas drenantes e menos do que 10 nódulos inflamatórios
Grave	Dois a cinco abscessos ou fístulas drenantes e dez ou mais nódulos inflamatórios
Muito grave	Mais do que cinco abscessos ou fístulas drenantes

A escala de Sartorius,[27,28] posteriormente modificada, constituiu o primeiro instrumento específico para a avaliação de gravidade clínica da HS. O parâmetro principal da versão modificada é a contagem de nódulos individuais e fístulas. Sua aplicabilidade pode ser comprometida em casos nos quais lesões isoladas se tornam confluentes. Ainda que seja mais detalhada e dinâmica que a escala de Hurley, a escala de Sartorius modificada inclui lesões que podem não ser responsivas ao tratamento clínico, por exemplo as cicatrizes e a distância entre duas lesões relevantes.[3]

O HiSCR é um parâmetro recentemente validado para aferição da efetividade de tratamento em HS. São considerados respondedores (ou que atingiram o HiSCR) os pacientes com redução de, no mínimo, 50% do número total de nódulos inflamatórios e abscessos, sem aumento do número de fístulas drenantes (HiSCR-50).[29]

O emprego de escalas objetivas de avaliação confere credibilidade e reprodutibilidade aos estudos da HS, uma doença de evolução variável. Conhecê-las é crucial para uma avaliação crítica e compreensão dos estudos mais modernos, envolvendo diferentes modalidades terapêuticas.

ABORDAGEM TERAPÊUTICA

A abordagem da HS consiste no controle da inflamação, assim como no manejo das comorbidades e sequelas.

Ao diagnosticar um paciente com HS, deve-se considerar um tratamento personalizado, em que a intensidade, a extensão, a recorrência e a localização anatômica das lesões determinarão qual a modalidade terapêutica, ou qual a combinação de estratégias é a mais adequada.[3,30-32]

Os procedimentos cirúrgicos são preconizados para o tratamento de lesões estáticas, como cicatrizes e fístulas não drenantes, enquanto o tratamento farmacológico é indicado para lesões dinâmicas (nódulos, abscessos e fístulas drenantes).

Pacientes apresentando pequenos abscessos sem formação de trato sinusal ou cicatrizes são usualmente controlados com tratamento tópico. Os tópicos empregados são: antibióticos (clindamicina, eritromicina, gentamicina), isolados ou associados a corticosteroides. Peróxido de benzoíla, retinoides tópicos ou resorcinol podem ser empregados nas áreas sujeitas a surtos inflamatórios para controle entre os surtos de inflamação. Corticosteroides (preferencialmente a triancinolona) podem ser injetados intralesionalmente para controle de nódulos ou tratos sinusais. Conforme a doença se agrava, com o surgimento de trato sinusal e cicatrizes, indicam-se antibióticos sistêmicos por período que, embora prolongado (3 a 6 meses), deve ser limitado. Os indicados nos mais modernos consensos são as ciclinas (tetraciclina, doxiciclina) e a associação clindamicina e rifampicina. Também são empregadas as sulfas (sulfametoxazol+trimetoprima, dapsona) e eventualmente o ciprofloxacino, o metronidazol e as cefalosporinas.[3,33]

Medicamentos com propriedades imunossupressoras podem ser empregados, mas estudos mostram serem de eficácia nula ou limitada.[33]

Controlada a inflamação, seria indicada a remoção das lesões ou áreas residuais a fim de evitar novas lesões no local.

Significativa parte dos portadores da doença não apresenta resposta aos tratamentos mencionados, sofrendo surtos recidivantes de lesões com progressão da doença, seja no local ou em outros sítios, inviabilizando uma vida normal. Com certa frequência, apresentam outras doenças ou comprometimentos que compartilham vias patogênicas em comum, como pioderma gangrenoso, doença inflamatória intestinal, doença de Behçet, inflamações de tendões, articulações ou ossos.[34]

Há vários anos, medicamentos biológicos, proteínas derivadas de genes humanos, vêm sendo utilizados com sucesso no tratamento de doenças inflamatórias como artrite reumatoide e psoríase. O êxito no manejo dessas enfermidades propiciou a exploração do papel dos biológicos no tratamento de outras desordens de natureza inflamatória, como a HS.[35]

A participação do sistema imunológico na HS tornou-se mais clara após as respostas favoráveis aos inibidores de fator de necrose tumoral alfa (TNFα).[36,37] Explicações sobre a fisiopatologia da HS incluem vias de imunidade inata deficiente a resposta imune exacerbada. Além disso, mecanismos imunes também parecem contribuir para a oclusão folicular, a anormalidade primária da doença.[38]

Apesar da lista crescente de biológicos nos últimos anos, a maioria dos resultados publicados em HS foi com o uso de *adalimumabe, infliximabe, ustequinumabe, etanercepte* e *anakinra*, os quais serão descritos a seguir.

Adalimumabe

É um anticorpo monoclonal, correspondente à imunoglobulina G1, totalmente humanizado, cujas cadeias variáveis leves e pesadas apresentam especificidade para o TNF-α humano solúvel e ligado à membrana.[39]

É o biológico mais bem estudado até o momento, com ensaios com amostras robustas, multicêntricos, randomizados e controlados.[35] É o primeiro tratamento aprovado pela FDA (Food and Drug Administration)[40] e pela Anvisa (Agência Nacional de Vigilância Sanitária) para o tratamento de HS moderada e grave, na vigência de falha às terapias sistêmicas convencionais.

Em 2016, foram publicados os resultados de dois ensaios clínicos de desenhos semelhantes, multicêntricos, duplo-cegos, controlados por placebo (PIONEER I e II) com adalimumabe em HS moderada a grave.[41] Cada estudo incluiu dois períodos, A (12 semanas) e B (24 semanas). No período A, houve randomização cega 1:1 para adalimumabe 40 mg semanais, com começo na semana 4 (160 mg na semana 0; 80 mg na semana 2) ou placebo. Todos os pacientes seguiram para o período B, no qual os do período A que receberam adalimumabe foram rerrandomizados na proporção 1:1:1 para adalimumabe semanal a cada 2 semanas ou placebo; os pacientes que receberam placebo no período A foram rerrandomizados para adalimumabe 40 mg semanais (PIONEER I) ou placebo (PIONEER II). No PIONNER II, era permitido tratamento com antibiótico oral concomitante. O desfecho primário foi o HiSCR na semana 12.

No PIONEER I, 307 pacientes foram selecionados (154 placebos; 153 adalimumabe) e, no PIONEER II, 326 (163 placebos; 163 adalimumabe). A taxa de obtenção de HiSCR na semana 12 foi significativamente maior ($p < 0,05$) para pacientes randomizados para adalimumabe semanal *versus* placebo (41,8% *vs*. 26,0% no PIONEER I, p = 0,003; 58,9% *vs*. 27,6% no PIONEER II, $p < 0,001$).[41]

Em cada ensaio, eficácia significativa foi observada também na primeira semana de visita do estudo (semana 2) para pacientes recebendo adalimumabe semanal *versus* placebo, como visto pelo HiSCR, e na semana 12 para pacientes Hurley II ou III na avaliação inicial.[41]

Na semana 36 (período B), uma taxa de obtenção de HiSCR maior foi observada para todos os pacientes que receberam adalimumabe semanal nos períodos A e B (43,8% no PIONEER I e 47,1% no PIONEER II) comparado com pacientes que receberam adalimumabe semanal no período A e foram rerrandomizados para administração a cada 2 semanas (31,3% no PIONEER I e 41,5% no PIONEER II) ou placebo (26,5% no PIONEER I e 41,5% no PIONEER II) no período B.[41]

Adalimumabe também se mostrou eficaz em melhorar a qualidade de vida dos doentes com HS. As taxas de HiSCR foram mantidas a longo prazo, e o perfil de segurança em pacientes com HS moderada a grave foi semelhante ao relatado para a droga em outras indicações.[42]

Sua posologia exige uma dose inicial de 160 mg no dia 1 da semana inicial, 80 mg no dia 14 da segunda semana e 40 mg semanais a partir do dia 29 da semana 4. O tratamento é indicado por períodos indefinidos. Controlada a inflamação, pode-se excisar áreas de atividade residual ou de cicatrizes. Manutenção do tratamento com adalimumabe contribui para diminuir recidivas.[43]

Infliximabe

É um anticorpo quimérico composto por proteínas humanas e murinas cujo alvo é o TNF-α solúvel e transmembrana.[44]

Dez estudos de coorte, compostos por 4 até 11 pacientes em cada, foram publicados com infliximabe em pacientes com HS. Em sua maioria, os doentes apresentavam HS moderada a grave (Hurley II ou III) e receberam infusões de infliximabe 5 mg/kg nas semanas 0, 2 e 6. Os desfechos não eram validados e eram, essencialmente, subjetivos. Praticamente todos os pacientes apresentaram alguma melhora com a terapia.[35]

O único ensaio clínico randomizado, duplo-cego e controlado por placebo sobre o uso de infliximabe em HS foi realizado por Grant e colaboradores.[45] Trinta e oito pacientes receberam infliximabe (5 mg/kg nas semanas 0, 2 e 6 e, posteriormente, a cada 8 semanas) ou placebo; após 8 semanas, seguiu-se uma fase *open-label*, na qual os que receberam placebo puderam receber a droga. Observou-se que 26% dos pacientes do grupo que recebeu o tratamento obtiveram melhora de 50% ou mais em comparação com 5% do grupo placebo. Ademais, escores como DLQI (*Dermatology Quality of Life Index*), dor e PGA (*Physician Global Assessments*) mostraram melhora em relação ao basal quando comparados ao grupo placebo. A monoterapia com infliximabe foi bem tolerada, e um número maior de eventos adversos ocorreu no grupo placebo. Dois eventos adversos graves, gravidez e hipertensão, foram relatados no grupo tratado.

Ustequinumabe

É um anticorpo monoclonal humano com alta afinidade pela subunidade p40 das IL-12 e IL-23.[46] A IL-12 ativa células T, as quais secretam interferon-γ e TNF-α, e a IL-23 promove a sobrevivência de células Th17, produção de IL-17A, recrutamento de neutrófilos e expressão de TNFα.[35] O ustequinumabe é aprovado para o tratamento de psoríase.[47,48]

Em 3 relatos de casos e um estudo com 3 pacientes com HS tratados com ustequinumabe foram observadas respostas parcial a completa em 5 deles, em seguimento superior a 6 meses.[49-52] Não foram relatados eventos adversos significativos, apesar das amostras pequenas, e a melhora dos pacientes foi verificada apenas depois de alguns meses de início da droga.

Blok e colaboradores[53] relataram o uso de ustequinumabe em 17 pacientes com HS moderada a grave em um estudo prospectivo, *open-label*, não controlado e com medidas de desfecho validadas. Somente 12 pacientes completaram o estudo. No entanto, 82% dos pacientes alcançaram resultados moderados a significativos. A melhora média na escala de Sartorius modificada foi de 46,3%, e 7 pacientes (41%) apresentaram redução significativa no DLQI. Os autores salientam que há a possibilidade de melhora ainda maior, uma vez que doses mais altas de ustequinumabe foram utilizadas com segurança em doenças com perfil inflamatório mais grave. Os eventos adversos reportados foram leves, e um paciente descontinuou a terapia devido a urticária.

Etanercepte

É uma proteína de fusão totalmente humanizada formada pelo receptor de TNF-α e pelo componente proteico do receptor de imunoglobulina G1. Esta proteína liga-se apenas ao TNF-α transmembrana e não ao TNF-α solúvel.[35]

Três estudos de coorte de uso de etanercepte em pacientes com HS demonstraram resultados positivos.[54-56] Adam e colaboradores[57] conduziram um estudo randomizado, controlado por placebo, duplo-cego, com 20 pacientes que receberam etanercepte 50 mg duas vezes por semana por via subcutânea ou placebo por 12 semanas. Posteriormente, todos os pacientes receberam etanercepte por mais 12 semanas em uma fase *open-label*. Não houve diferença significativa entre os grupos, e nenhum dos desfechos secundários, incluindo PGA e DLQI, apresentou redução. Os efeitos adversos relatados foram leves.

Apesar de os resultados não serem favoráveis ao tratamento de HS com etanercepte, os estudos realizados contaram com relativamente poucos pacientes, o que prejudica eventuais conclusões sobre a sua empregabilidade na doença.[35]

Anakinra

É um antagonista recombinante do receptor de IL-1-alfa (IL-1-α) que se liga competitivamente aos receptores de IL-1 e evita que a proteína IL-1 acessória interaja com o receptor, resultando em bloqueio de sinalização. As atividades das IL-1α e IL-1β são afetadas, determinando redução da proliferação de células T, secreção de prostaglandina E2, metaloproteinase e ácido hialurônico e degradação de proteinoglicanas.[58]

Síndromes autoinflamatórias, como a PASH e a PAPA (artrite piogênica, pioderma gangrenoso e acne),[16] se beneficiariam do bloqueio da via da IL-1. A elevação de IL-1 já foi demonstrada em HS.[35]

Existem relatos de 10 pacientes tratados com anakinra, tendo 7 apresentado resposta favorável com a dose variando de 100 a 200 mg diariamente por via subcutânea. Reações nos sítios de infusão foram comuns, e um paciente apresentou múltiplos episódios de foliculite por *Staphylococcus aureus*.[59]

RELATO DE CASO

A associação entre artrite piogênica, pioderma gangrenoso (PG), acne e hidradenite supurativa (HS), designada síndrome PAPASH, recentemente descrita, é uma nova entidade dentro das doenças autoinflamatórias relacionadas à mutação do gene *PSTPIP1*.[17] Apesar da escassez de estudos existentes, infere-se que comprometa gravemente a qualidade de vida dos indivíduos afetados, por ser crônica, recidivante, desfigurante e dolorosa.

Acompanha-se, no Ambulatório de Dermatologia do Hospital de Clínicas da USP, uma doente de 36 anos, obesa (IMC = 39,03 kg/m^2) e portadora de transtorno depressivo, que apresentava ulceração na perna, de características clínicas e histopatológicas compatíveis com o diagnóstico de PG. Observavam-se também lesões cutâneas caracterizadas como HS na face interna da coxa D, regiões inframamárias, glúteas e axila, acne nodular na face e tronco há 20 anos, bem como surtos inflamatórios recorrentes de artrite em articulações de médio e grande portes há 15 anos. Havia história de exérese cirúrgica de cisto pilonidal aos 13 anos.

Recebeu diversos tratamentos com medicamentos tópicos (clindamicina) e orais (tetraciclina, doxiciclina, clindamicina, sulfametoxazol-trimetoprima, isotretinoína, ciproterona-etinilestradiol) sem controle do quadro. Iniciou-se tratamento com prednisona 1 mg/kg/dia sem resposta da lesão de PG; com o agravamento da HS, foi introduzido infliximabe 5 mg/kg intravenoso nas semanas 0, 2, 4, e depois a cada 4 semanas durante 6 meses, com rápida cicatrização do PG, melhora da sintomatologia articular e da HS; espaçou-se então a frequência das infusões para cada 8 semanas. Como havia surtos progressivamente mais frequentes de inflamação da HS, associou-se, inicialmente, metotrexato 15 mg/sem por via oral e, posteriormente, doxiciclina 100 mg/dia, como melhor controle dos episódios de inflamação. Não foram observados eventos adversos significativos com a terapia, que tem sido mantida há 3 anos. Entretanto, ocasionalmente surtos de inflamação da HS necessitam ser abordados com terapêutica de resgate, como cefalexina ou associação de ciprofloxacino e clindamicina.

O diagnóstico de síndrome PAPASH deve ser suspeitado na vigência de PG associado a HS. Essas duas doenças são observadas em diferentes contextos clínicos, designados como PAPA, PASH, SAPHO e PASS (pioderma gangrenoso, acne, hidradenite supurativa, espondiloartrite soronegativa).[16,60-62] Dada a concomitância do PG e da HS, o fenótipo clínico mais comum da síndrome, aventa-se a possibilidade de que compartilhem mecanismos imunológicos semelhantes, resultantes da desregulação da produção de IL-1 e TNF-α. As síndromes autoinflamatórias referidas são caracterizadas pela inflamação folicular estéril de difícil tratamento e de elevada recorrência, associadas a inflamação osteoarticular e sistêmica.[63] Apesar das múltiplas modalidades terapêuticas empregadas, inclusive em regime de monoterapia, nenhuma conseguiu obter resultados realmente eficazes e duradouros. O uso de inibidores de TNF-α em combinação com outros imunomoduladores representa possibilidade terapêutica promissora,[62-64] tendo em vista a repercussão positiva no quadro clínico da paciente e a ausência de efeitos colaterais.

CONSIDERAÇÕES FINAIS

A HS é uma doença altamente impactante, de gravidade progressiva, e que pode ter seu curso alterado pela modulação da inflamação. O tempo, então, é um fator que deve ser sempre contemplado na arquitetura da terapêutica. Planejar um tratamento adequado significa poder controlar a inflamação e suas comorbidades, mitigar riscos decorrentes do impacto social e restituir ao doente as possibilidades de uma qualidade de vida razoável.

Com relação aos biológicos, vários relatos, séries de casos e ensaios clínicos sugerem que sejam efetivos em pacientes com HS moderada a grave (Figura 6.1). Evidências mais robustas apoiam o uso de adalimumabe e infliximabe. Outros biológicos também podem ser úteis no tratamento da doença, mas são necessários melhores dados para determinar sua eventual empregabilidade.

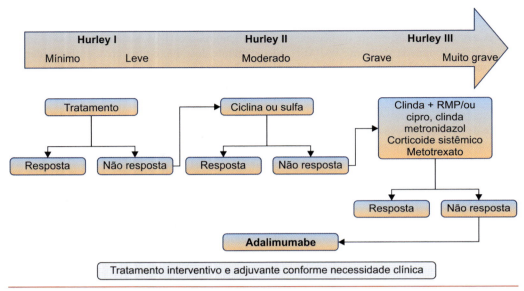

Figura 6.1. Esquema resumido do tratamento farmacológico de HS.

REFERÊNCIAS BIBLIOGRÁFICAS

1. Martorell A, García-Martínez FJ, Jiménez-Gallo D, Pascual JC, Pereyra-Rodriguez J, Salgado L, et al. Actualización en hidradenitis supurativa (I): epidemiología, aspectos clínicos y definición de severidad de la enfermedad. Actas Dermosifiliogr. 2015;106(9):703–15.
2. Fimmel S, Zouboulis CC. Comorbidities of hidradenitis suppurativa (acne inversa). Dermatoendocrinol. 2010;2(1):9–16.
3. Zouboulis CC, Desai N, Emtestam L, Hunger RE, Ioannides D, Juhász I, et al. European S1 guideline for the treatment of hidradenitis suppurativa/acne inversa. J Eur Acad Dermatol Venereol. 2015;29(4):619–44.
4. Gill L, Williams M, Hamzavi I. Update on hidradenitis suppurativa: connecting the tracts. F1000Prime Rep. 2014;11:1–11.
5. von Laffert M, Helmbold P, Wohlrab J, Fiedler E, Stadie V, Marsch WC. Hidradenitis suppurativa (acne inversa): early inflammatory events at terminal follicles and at interfollicular epidermis. Exp Dermatol. 2010;19:533-537.
6. von Laffert M, Stadie V, Wohlrab J, Marsch WC. Hidradenitis suppurativa/acne inversa: bilocated epithelial hyperplasia with very different sequelae. Br J Dermatol. 2011;164:367-371.
7. Kelly G, Prens EP. Inflammatory mechanisms in hidradenitis suppurativa. Dermatol Clin. Elsevier Inc; 2016;34(1):51–8.
8. Zee HH Van Der, Laman JD, Boer J, Prens EP. Hidradenitis suppurativa : viewpoint on clinical phenotyping, pathogenesis and novel treatments. Exp Dermatol. 2012;21:735–9.
9. Prens E, Deckers I. Pathophysiology of hidradenitis suppurativa : An update. J Am Acad Dermatol. 2015;73(5):S8–11.
10. Yu CC, Cook MG. Hidradenitis suppurativa: a disease of follicular epithelium, rather than apocrine glands. Br J Dermatol. 1990;122:763-769.
11. Kromann CB, Deckers IE, Esmann S, Boer J, Prens EP, Jemec GB. Risk factors, clinical course and long-term prognosis in hidradenitis suppurativa: a cross-sectional study. Br J Dermatol. 2014;171(4):819-24.
12. Dessinioti C, Katsambas A, Antoniou C. Hidradenitis suppurrativa (acne inversa) as a systemic disease. Clin Dermatol. 2014;32(3):397–408.
13. Micheletti RG. Natural history, presentation, and diagnosis of hidradenitis suppurativa. Semin Cutan Med Surg. 2014;33(3 Suppl):S51–3.
14. Zouboulis, Christos C, Del Marmol V, Mrowietz U, Prens EP, Tzellos T JG. Hidradenitis suppurativa/acne inversa : criteria for diagnosis, severity assessment, classification and disease evaluation. Dermatology. 2015;231(2):184–90.
15. Micheletti RG. Hidradenitis suppurativa: current views on epidemiology, pathogenesis, and pathophysiology. Semin Cutan Med Surg. 2014;33(3 Suppl):S48–50.

16. Braun-Falco M, Kovnerystyy O, Lohse P, Ruzicka T. Pyoderma gangrenosum, acne, and suppurative hidradenitis (PASH) — a new autoinflammatory syndrome distinct from PAPA syndrome. J Am Acad Dermatol. 2012; 66:409-415.
17. Marzano AV, Trevisan V, Gattorno M, et al. Pyogenic arthritis, pyoderma gangrenosum, acne, and hidradenitis suppurativa (PAPASH): a new autoinflammatory syndrome associated with a novel mutation of the PSTPIP1 gene. JAMA Dermatol. 2013;149:762–764.
18. Gold DA, Reeder VJ, Mahan MG, Hamzavi IH. The prevalence of metabolic syndrome in patients with hidradenitis suppurativa. J Am Acad Dermatol. 2014;70:699–703.
19. Shalom G, Freud T, Harman-Boehm I, Polishchuk I, Cohen AD. Hidradenitis suppurativa and metabolic syndrome: a comparative cross-sectional study of 3207 patients. Br J Dermatol. 2015;173:464–470.
20. Miller IM, Ellervik C, Vinding GR, Zarchi K, Ibler KS, Knudsen KM, et al. Association of metabolic syndrome and hidradenitis suppurativa. JAMA Dermatol. 2014;150:1273–1280.
21. Sabat R, Chanwangpong A, Schneider-Burrus S, Metternich D, Kokolakis G, Kurek A, et al. Increased prevalence of metabolic syndrome in patients with acne inversa. PLoS One. 2012;7:e31810.
22. Egeberg A, Gislason GH, Hansen PR. Risk of major adverse cardiovascular events and all-cause mortality in patients with hidradenitis suppurativa. JAMA Dermatol. 2016;152(4):429-34.
23. Lim ZV, Oon HH. Management of hidradenitis suppurativa in patients with metabolic comorbidities. Ann Dermatol. 2016;28(2):147-51.
24. Menter A. Recognizing and managing comorbidities and complications in hidradenitis suppurativa. Semin Cutan Med Surg. 2014;33(3 Suppl):S54-6.
25. Desai N, Shah P. High burden of hospital resource utilisation in patients with hidradenitis suppurativa in England: A retrospective cohort study using hospital episode statistics. Br J Dermatol. 2016 Aug 18.
26. Santos JV, Lisboa C, Lanna C, Costa-Pereira A, Freitas A. Hospitalisations with hidradenitis suppurativa: an increasing problem that deserves closer attention. Dermatology. 2016 Sep 30.
27. Sartorius K, Emtestam L, Jemec GB et al. Objective scoring of hidradenitis suppurativa reflecting the role of tobacco smoking and obesity. Br J Dermatol. 2009;161: 831–839.
28. Sartorius K, Lapins J, Emtestam L et al. Suggestions for uniform outcome variables when reporting treatment effects in hidradenitis suppurativa. Br J Dermatol. 2003;149: 211–213.
29. Kimball AB, Sobell JM, Zouboulis CC et al. HiSCR (Hidradenitis Suppurativa Clinical Response): a novel clinical endpoint to evaluate therapeutic outcomes in patients with hidradenitis suppurativa from the placebo-controlled portion of a phase 2 adalimumab study. J Eur Acad Dermatol Venereol. 2015; DOI: 10.1111/jdv.13216.
30. Kerdel FA. Current and emerging nonsurgical treatment options for hidradenitis suppurativa. Semin Cutan Med Surg. 2014 Jun;33(3 Suppl):S57–9.
31. Gulliver W, Zouboulis CC, Prens E, Jemec GBE, Tzellos T. Evidence-based approach to the treatment of hidradenitis suppurativa/acne inversa, based on the European guidelines for hidradenitis suppurativa. Rev Endocr Metab Disord. 2016.
32. Martorell A, García FJ, Jiménez-Gallo D, Pascual JC, Pereyra-Rodríguez J, Salgado L, et al. Actualización en hidradenitis supurativa (II): aspectos terapéuticos. Actas Dermosifiliogr. 2015;106(9):716–24.
33. Alhusayen R, Shear NH. Scientific evidence for the use of current traditional systemic therapies in patients with hidradenitis suppurativa. J Am Acad Dermatol 2015;73:S42-6.
34. Kohorst JJ, Kimball AB, Davis MDP. Systemic associations of hidradenitis suppurativa. J Am Acad Dermatol. 2015;73:S27-35.
35. Lee RA, Eisen, DB. Treatment of hidradenitis suppurativa with biologic medications. J Am Acad Dermatol. 2015; 73:S82-S88.
36. Grant A, Gonzalez T, Montgomery MO, Cardenas V, Kerdel FA. Infliximab therapy for patients with moderate to severe hidradenitis suppurativa: a randomized, double-blind, placebo-controlled crossover trial. J Am Acad Dermatol. 2010; 62:205-217.
37. Miller I, Lynggaard CD, Lophaven S, Zachariae C, Dufour DN, Jemec GB. A double-blind placebo-controlled randomized trial of adalimumab in the treatment of hidradenitis suppurativa. Br J Dermatol. 2011; 165:391-398.
38. Kelly G, Sweeney CM, Tobin AM, Kirby B. Hidradenitis suppurativa: the role of immune dysregulation. Int J Dermatol. 2014; 53:1186-1196.
39. Boer J, Weltevreden EF. Hidradenitis suppurativa or acne inversa. A clinicopathological study of early lesions. Br J Dermatol. 1996; 135:721-725.
40. Zouboulis, CC. Adalimumab for the treatment of hidradenitis suppurativa/acne inversa. Expert Rev Clin Immunol. 2016; 12:1015-26.
41. Kimball AB, Okun MM, Williams DA, et al. Two phase 3 trials of adalimumab treatment of hidradenitis suppurativa. N Engl J Med. 2016;375:422–434.

42. Kim, E.S., Garnock-Jones, K.P. & Keam, S.J. Adalimumab: a review in hidradenitis suppurativa. Am J Clin Dermatol (2016) 17: 545. doi:10.1007/s40257-016-0220-6.
43. DeFazio MV, Economides JM, King KS, Han KD, Shanmugam VK, Attinger CE, Evans KK. Outcomes after combined radical resection and targeted biologic therapy for the management of recalcitrant hidradenitis suppurativa. Ann Plast Surg. 2016 Aug;77(2):217-22.
44. Scallon B, Cai A, Solowski N, et al. Binding and functional comparisons of two types of tumor necrosis factor antagonists. J Pharmacol Exp Ther. 2002;301:418-426.
45. Grant A, Gonzalez T, Montgomery MO, Cardenas V, Kerdel FA. Infliximab therapy for patients with moderate to severe hidradenitis suppurativa: a randomized, double-blind, placebo-controlled crossover trial. J Am Acad Dermatol. 2010; 62:205-217.
46. Benson JM, Peritt D, Scallon BJ et al. Discovery and mechanism of ustekinumab: a human monoclonal antibody targeting interleukin-12 and interleukin-23 for treatment of immune-mediated disorders. MAbs 2011; 3:535–45.
47. Giatrakos S, Huse K, Kanni T et al. Haplotypes of IL-12Rb1 impact on the clinical phenotype of hidradenitis suppurativa. Cytokine 2013; 62:297–301.
48. Leonardi CL, Kimball AB, Papp KA et al. Efficacy and safety of ustekinumab, a human interleukin-12/23 monoclonal antibody, in patients with psoriasis: 76-week results from a randomised, double-blind, placebo-controlled trial (PHOENIX 1). Lancet 2008; 371:1665–74.
49. Gulliver WP, Jemec GB, Baker KA. Experience with ustekinumab for the treatment of moderate to severe hidradenitis suppurativa. J Eur Acad Dermatol Venereol. 2012; 26:911-914.
50. Sharon VR, Garcia MS, Bagheri S, et al. Management of recalcitrant hidradenitis suppurativa with ustekinumab. Acta Derm Venereol. 2012;92:320-321.
51. Baerveldt EM, Kappen JH, Thio HB, et al. Successful long-term triple disease control by ustekinumab in a patient with Behc‚et's disease, psoriasis and hidradenitis suppurativa. Ann Rheum Dis. 2013;72:626-627.
52. Santos-Pérez MI, García-Rodicio S, Del Olmo-Revuelto MA, Pozo-Román T. Ustekinumab for hidradenitis suppurativa: a case report. Actas Dermosifiliogr. 2014; 105:720-722.
53. Blok JL, Li K,Brodmerkel C, Horvátovich P, Jonkman MF, Horváth B. Ustekinumab in hidradenitis suppurativa: clinical results and a search for potential biomarkers in serum. Br J Dermatol. 2016; 174:839–846.
54. Cusack C, Buckley C. Etanercept: effective in the management of hidradenitis suppurativa. Br J Dermatol. 2006; 154:726-729.
55. Giamarellos-Bourboulis EJ, Pelekanou E, Antonopoulou A, et al. An open-label phase II study of the safety and efficacy of etanercept for the therapy of hidradenitis suppurativa. Br J Dermatol. 2008; 158:567-572.
56. Sotiriou E, Apalla Z, Ioannidos D. Etanercept for the treatment of hidradenitis suppurativa. Acta Derm Venereol. 2009;89:82-83.
57. Adams DR, Yankura JA, Fogelberg AC, Anderson BE. Treatment of hidradenitis suppurativa with etanercept injection. Arch Dermatol. 2010;146:501-504.
58. Mertens M, Singh JA. Anakinra for rheumatoid arthritis: a systematic review. J Rheumatol. 2009;36:1118-1125.
59. Zarchi K, Dufour DN, Jemec GBE. Successful treatment of severe hidradenitis suppurativa with anakinra. JAMA Dermatol. 2013;149:1192-1194.
60. Kastner DL, Aksentijevich I, Goldbach-Mansky R. Autoinflammatory disease reloaded: a clinical perspective. Cell. 2010;140:784-790.
61. Chamot AM, Benhamou CL, Kahn MF, et al. Acne-pustulosis hyperostosis-osteitis syndrome. Results of a national survey. 85 cases. Rev Rhum Mal Osteoartic. 1987; 54:187–196. J Eur Acad Dermatol Venereol. 2011; 25:637–646.
62. Bruzzese V. Pyoderma gangrenosum, acne conglobata, suppurative hidradenitis, and axial spondyloarthritis - Efficacy of a antitumor necrosis factor - therapy. J Clin Rheumatol. 2012;18:413–415.
63. Staub J, Pfannschmidt N, Strohal R et al. Successful treatment of PASH syndrome with infliximab, cyclosporine and dapsone. J Eur Acad Dermatol Venereol. 2014; 29(11):2243-7.
64. Groleau,PF; Grossberg, AL; Gaspari, AA et al. Hidradenitis Suppurativa and concomitant pyoderma gangrenosum treated with infliximab. Cutis. 2015; 95: 337-342.

Biológicos nas Dermatoses Bolhosas

7

Denise Miyamoto
Cláudia G. Santi
Celina W. Maruta
Valéria Aoki

INTRODUÇÃO

As dermatoses bolhosas autoimunes apresentam como característica comum a produção de anticorpos contra componentes das estruturas que mantêm a adesão dos queratinócitos entre si (grupo dos pênfigos)[1] e da epiderme com a derme (grupo das dermatoses bolhosas subepidérmicas).[2]

Os mecanismos que resultam na síntese dos autoanticorpos não foram totalmente esclarecidos. Acredita-se na participação de fatores genéticos, imunológicos e ambientais favorecendo: alterações no processamento e na apresentação de antígenos; quebra da tolerância do sistema imune a antígenos próprios;[3] ativação de células T; e formação de células B capazes de sintetizar autoanticorpos.[4]

Nos pênfigos, esses autoanticorpos se ligam a moléculas componentes dos desmossomos, provocando sua desagregação e consequente perda da adesão entre os queratinócitos e formação de bolhas flácidas (Tabela 7.1).[5]

Tabela 7.1. Diagnóstico das doenças bolhosas autoimunes intraepidérmicas[6-9]

	Antígenos alvo	Nível da clivagem	IFD	IFI
Pênfigo foliáceo	Dsg1	intraepidérmica alta	IgG e/ou C3 intercelular intraepidérmico	IgG e/ou C3 intercelular intraepidérmico
Pênfigo vulgar mucoso	Dsg3	suprabasal	IgG e/ou C3 intercelular intraepidérmico	IgG e/ou C3 intercelular intraepidérmico
Pênfigo vulgar mucocutâneo	Dsg3 e/ou Dsg1			
Pênfigo por IgA (pustulose subcórnea)	Dsg1; Dsg3; Dsc1	intraepidérmica	IgA intercelular intraepidérmico	IgA intercelular intraepidérmico
Pênfigo por IgA (dermatose neutrofílica intraepidérmica)				
Pênfigo paraneoplásico	Dsg1; Dsg3; Dsc; Dsp; proteína 170kDa; BP230	intraepidérmica	IgG e/ou C3 intercelular intraepidérmico e na ZMB	IgG e/ou C3 intercelular intraepidérmico (no epitélio vesical murino)

IFD: imunofluorescência direta; IFI: imunofluorescência indireta; Dsg: desmogleína; Dsc: desmocolina; Dsp: desmoplaquina; BP: antígeno do penfigóide bolhoso; ZMB: zona da membrana basal.

Já nas dermatoses bolhosas subepidérmicas a interação entre os autoanticorpos e as moléculas responsáveis pela integridade da zona da membrana basal ativa o sistema complemento e atrai células inflamatórias, causando secundariamente a formação de bolhas (Tabela 7.2).[10,11]

Tabela 7.2. Diagnóstico das doenças bolhosas autoimunes subepidérmicas[6-9]

	Antígenos-alvo	Nível da clivagem	IFD	IFI
Penfigoide bolhoso	BP180; BP230	subepidérmica	IgG e/ou C3 na ZMB	IgG linear na ZMB
Penfigoide gestacional	BP180; BP230	subepidérmica	C3 e/ou IgG na ZMB	IgG linear na ZMB
Penfigoide de membranas mucosas	BP180; BP230; laminina-332; α6 integrina; colágeno VII	subepidérmica	IgG e/ou C3 na ZMB	IgG linear na ZMB
Dermatose bolhosa por IgA linear	LAD-1; BP180; BP230; colágeno VII	subepidérmica	IgA na ZMB	IgA linear na ZMB
Epidermólise bolhosa adquirida	colágeno VII	subepidérmica	IgG, IgA na ZMB	IgG linear na ZMB
Lúpus eritematoso bolhoso	colágeno VII	subepidérmica	IgG, IgM e IgA na ZMB	IgG linear na ZMB
Dermatite herpetiforme	transglutaminase epidérmica	subepidérmica	IgA no topo das papilas dérmicas	negativa

IFD: imunofluorescência direta; IFI: imunofluorescência indireta; BP180: antígeno do penfigoide bolhoso de 180kDa; BP230: antígeno do penfigoide bolhoso de 230kDa; ZMB: zona da membrana basal; LAD-1: antígeno da dermatose bolhosa por IgA linear.

TRATAMENTO DAS DOENÇAS BOLHOSAS AUTOIMUNES

Os tratamentos atualmente disponíveis para as doenças bolhosas autoimunes são capazes de reduzir a síntese de anticorpos, inibir a produção de quimiocinas e citocinas, diminuir o número de eosinófilos, linfócitos, monócitos e neutrófilos[12,13] e bloquear a síntese de DNA e RNA.[14] No entanto, nenhum dos medicamentos tem ação específica nos autoanticorpos implicados na etiopatogenia de cada doença.

A corticoterapia sistêmica permanece como a principal opção terapêutica,[15,16] possibilitando um melhor prognóstico e aumento da sobrevida dos doentes.[17,18] Porém há evidências de que sua utilização a longo prazo esteja associada ao desenvolvimento de hipertensão arterial sistêmica, diabetes mellitus, dislipidemia, infecções, miopatia, gastrite, distúrbios psiquiátricos e osteoporose, aumentando a morbidade.[14] Por esse motivo, imunossupressores e imunobiológicos com ação mais seletiva nos mecanismos etiopatogênicos das dermatoses bolhosas autoimunes têm sido empregados para um controle adequado dessas doenças (Tabelas 7.3 e 7.4).[15]

Tabela 7.3. Tratamento das doenças bolhosas autoimunes intraepidérmicas[12,14-16,19]

Doença	Tratamento
Pênfigo foliáceo	①: prednisona 1-1,5 mg/kg/dia ②: triancinolona 0,8-1,2 mg/kg/dia ③: ① ou ② + MMF 35-45 mg/kg/d (máximo 3 g/dia) ④: ③ + RTX 1 g/sem 2/2 sem 2 doses
Pênfigo vulgar mucoso	① prednisona 1-1,5 mg/kg/dia
Pênfigo vulgar mucocutâneo	②: ① + AZA 2 mg/kg/d ou MMF 35-45 mg/kg/dia (máximo 3 g/dia) ③: ②+ IVIg 2 g/kg ou RTX 1 g/sem 2/2 sem 2 doses ou metilprednisolona 1 g/dia 3 dias + ②
Pênfigo por IgA (pustulose subcórnea)	①: DDS 100 mg/dia ②: acitretina 0,5 mg/kg/d ou isotretinoína 0,5-1 mg/kg/dia
Pênfigo por IgA (dermatose neutrofílica intraepidérmica)	③: prednisona 0,5 mg/kg/dia ④: adalimumab 40 mg 2/2sem
Pênfigo paraneoplásico	①: prednisona 0,5-1,0 mg/kg/dia ②: ① + AZA 2 mg/kg/dia ou CyA 5 mg/kg/d ou CyP 2 mg/kg/dia ③: ① + MMF 35-45 mg/kg/dia (máximo 3 g/dia) ④: RTX 1 g/sem 2/2 sem 2 doses ou IVIg 2 g/kg + ②

MMF: micofenolato de mofetila; RTX: rituximabe; AZA: azatioprina; IVIg: imunoglobulina intravenosa; DDS: dapsona; CyA: ciclosporina; CyP: ciclofosfamida.

Tabela 7.4. Tratamento das doenças bolhosas autoimunes subepidérmicas[12,14,15,20]

Doença	Tratamento
Penfigoide bolhoso	Formas leves a moderadas: corticosteroide tópico potente (valerato de betametasona 1 mg/g creme ou propionato de clobetasol 0,5 mg/g creme); tetraciclina 2 g/d ou doxiciclina 200 mg/dia ± nicotinamida 400 mg 8/8h Formas moderadas a graves ①: prednisona 0,5-0,75 mg/kg/dia ②: ① + DDS 100 mg/dia ou MTX 5-15 mg/sem ou AZA 2 mg/kg/dia ③: ① + MMF 35-45 mg/kg/dia (máximo 3 g/dia)
Penfigoide gestacional	①: corticosteroide tópico de média a alta potência + anti-histamínico ②: prednisona 0,5-1,0 mg/kg/dia ③: ② + DDS 50-150 mg/dia ④: ② + IVIg 400-500 mg/kg/dia por 2 a 5 dias
Penfigoide de membranas mucosas	Formas graves ①: prednisona 1-1,5 mg/kg/dia + CyP 1-2 mg/kg/dia ou AZA 1-2 mg/kg/dia ou DDS 50-200 mg/dia ou MMF 35-45 mg/kg/dia (máximo 3 g/dia) ②: prednisona 1-1,5 mg/kg/dia + RTX 1 g/sem 2/2 sem 2 doses ou IVIg 2 g/kg 2/2 sem Formas leves ①: corticosteroide tópico de média a alta potência ②: tetraciclina 1-2 g/dia + nicotinamida 2-2,5 g/dia ou DDS 25-200 mg/d ou prednisona 0,5 mg/kg/dia ± AZA 1-2 mg/kg/dia ou MMF 35-45 mg/kg/dia ou CyP 1-2 mg/kg/dia ③: prednisona 1-1,5 mg/kg/dia + RTX 1 g/sem 2/2 sem 2 doses ou IVIg 2 g/kg

Continua

Continuação

Doença	Tratamento
Dermatose bolhosa por IgA linear	①: DDS 50-200 mg/dia; 1-2 mg/kg/dia em crianças ②: ① prednisona 1 mg/kg/dia + DDS 50-200 mg/dia ③: ① + MMF 35-45 mg/kg/dia (máximo 3 g/dia) ④: IVIg 400 mg/kg/dia por 5 dias
Epidermólise bolhosa adquirida	①: prednisona 1 mg/kg/dia ②: ① + DDS 100 mg/dia ou CyP 2 mg/kg/dia ou AZA 2 mg/kg/dia ou MMF 35-45 mg/kg/dia ou CyA 3-5 mg/kg/dia ③: IVIg 2-3 g/kg 1/1 m ou RTX 1 g/sem 2/2 sem 2 doses ou IVIg 2 g/kg + ②
Lúpus eritematoso bolhoso	①: DDS 1,5-2 mg/kg/dia ②: prednisona 1 mg/kg/dia ± AZA 2 mg/kg/dia ou MTX 7,5-25 mg/sem ③: RTX 1 g/sem 2/2 sem 2 doses*
Dermatite herpetiforme	①: dieta isenta de glúten ②: DDS 50-200 mg/dia ③: colchicina 1-2 g/d ou sulfassalazina 2-4 g/dia

DDS: dapsona; MTX: metotrexato; AZA: azatioprina; MMF: micofenolato de mofetila; IVIg: imunoglobulina intravenosa.

IMUNOBIOLÓGICOS NAS DOENÇAS BOLHOSAS AUTOIMUNES

Rituximabe

O rituximabe é um anticorpo monoclonal quimérico humano-murino que se liga à glicoproteína transmembranosa CD20 expressa nos linfócitos B[21]. Desenvolvido na década de 1990 como um quimioterápico para o tratamento de linfomas, o rituximabe passou também a ser utilizado no tratamento de doenças inflamatórias autoimunes devido à sua capacidade de depletar as células B circulantes e medulares, reduzindo a produção de anticorpos. Doenças como artrite reumatoide, granulomatose de Wegener, poliangeíte microscópica, lúpus eritematoso sistêmico e púrpura trombocitopênica idiopática[21-23] com apresentações graves e refratárias aos tratamentos até então consagrados começaram a ser tratadas com sucesso com rituximabe.

A partir de 2001, um número crescente de relatos de casos de pênfigo vulgar, pênfigo foliáceo, pênfigo paraneoplásico, penfigoide bolhoso, penfigoide de membranas mucosas e epidermólise bolhosa adquirida foi publicado abordando a utilização do rituximabe como alternativa no tratamento das formas graves dessas doenças ou que tiveram falha terapêutica com corticoterapia sistêmica associada a imunossupressores ou contraindicação ao seu uso.[18,24]

Mecanismo de ação

O rituximabe é um anticorpo murino-humano da classe IgG, que se liga à molécula CD20 presente na superfície das células B normais e neoplásicas. Esse antígeno é expresso desde as pré-células B precoces até sua diferenciação completa em linfócitos B plasmáticos maduros. A ligação rituximabe-CD20 promove a morte celular por indução de apoptose e por citotoxicidade celular mediada por anticorpos e dependente de complemento.[25] A eliminação das células B autorreativas não afeta as células-tronco, uma vez que estas não expressam CD20.[25] Por esse motivo, as células B são reconstituídas após 6 meses do tratamento com rituximabe.[26] No entanto, as novas células B formadas são do tipo *naïve*, constituindo um repertório normal não patogênico e possibilitando a remissão da doença por longo período.[27]

Fatores genéticos e características adquiridas do doente podem alterar a eficácia do rituximabe.[13] Polimorfismos do receptor FcγRIII afetam sua afinidade por IgG, alterando a lise das células B CD20+mediada por células NK após administração do rituximabe.[28] Consequentemente, alguns doentes precisam receber concentrações de rituximabe 4 a 10 vezes maiores do que a habitual para obterem a depleção das células B.[29] Acredita-se que a avaliação do genótipo do receptor FcγRIII auxiliará na determinação da dose de rituximabe necessária para cada doente.[28,29] Uma vez que o rituximabe apresenta uma porção murina, esse componente imunogênico pode estimular a formação de anticorpos humanos antiquiméricos neutralizantes, reduzindo também a destruição de células B.[30]

Ainda não há estudos randomizados e controlados acerca do uso do rituximabe no tratamento das doenças bolhosas autoimunes. Os esquemas terapêuticos atualmente empregados baseiam-se nos protocolos de tratamento para o linfoma não Hodgkin, nos quais se utiliza dose de 375 mg/m^2/semana por 4 semanas consecutivas, e para a artrite reumatoide, cujo tratamento é realizado com a 2 doses de 1000 mg/semana, com 2 semanas de intervalo entre as doses.[31-34]

Leventhal e Sanchez avaliaram retrospectivamente 153 doentes com pênfigo vulgar que receberam rituximabe isoladamente (5-3%), combinado com prednisona e/ou imunoadsorção (113- 74%), associado apenas a prednisona (34-22%) ou concomitantemente a outros imunossupressores (1-1%). Os autores constataram remissão da doença em 145 casos, sendo 100 (66%) completas e 45 (23%) parciais.[32]

Perfil de segurança e efeitos adversos

Peterson *et al*. revisaram 71 casos publicados acerca do uso do rituximabe no tratamento das doenças bolhosas autoimunes quanto à resposta terapêutica e à ocorrência de eventos adversos. Os autores observaram que 94,37% dos doentes responderam ao tratamento, sendo 69% de maneira completa e 25,37% parcialmente. Complicações ocorreram em 10 dos 71 pacientes, sendo 9 de causa infecciosa e 1 por fibrilação atrial e insuficiência cardíaca congestiva, causando 6 óbitos. Os doentes que fizeram uso concomitante de imunoglobulina endovenosa apresentaram melhor resposta ao tratamento, sem nenhum desfecho fatal.[24]

Além do risco infeccioso aumentado, o alto custo do rituximabe é também um dos fatores limitantes para seu uso. Heelan *et al*. publicaram, em novembro de 2013, um estudo comparando o custo do tratamento de 89 doentes com pênfigo e penfigoide 6 meses antes e 6 meses depois do tratamento com rituximabe.[35] A estimativa dos gastos incluiu todos os medicamentos e recursos utilizados. Os autores observaram uma redução de 30,3% nas despesas com medicamentos, exames laboratoriais e procedimentos, além de uma diminuição no número de consultas ao dermatologista (355 *vs* 256) e a outros especialistas. Assim, concluíram que o rituximabe possibilita a redução dos custos associados ao tratamento das doenças bolhosas autoimunes.

Esquema de administração

A dose recomendada do rituximabe é de 375 mg/m^2/dose semanal, por 4 semanas (protocolo de tratamento do linfoma),[34,36-40] ou 2 doses de 1000 mg/semana, com 2 semanas de intervalo entre as doses (protocolo de tratamento da artrite reumatoide).[31-34] A medicação deve ser diluída em soro fisiológico e administrada lentamente por via intravenosa (50 mg/h) em bomba de infusão.[31-41] Recomenda-se a realização de medicações pré-tratamento, incluindo analgésico, anti-histamínico, antiemético e corticosteroide, a fim de evitar reações infusionais.[41,42]

Casos especiais

Embora existam poucos estudos a respeito do uso do rituximabe na infância e em gestantes, há relatos de casos de sucesso no tratamento de crianças com pênfigo foliáceo,[43,44] pênfigo vulgar[45-51] e penfigoide bolhoso[52,53] e sem efeitos adversos. Já entre as gestantes, das 153 mulheres expostas ao rituximabe durante a gravidez, 63 evoluíram com complicações fetais. Por esse motivo, recomenda-se contracepção por 1 ano a todas as mulheres em idade fértil.[31]

Benefícios esperados

Espera-se obter melhora clínica, caracterizada pela ausência de novas lesões e cicatrização das preexistentes, após cerca de 2 a 3 meses da administração do tratamento, permitindo a redução da corticoterapia sistêmica e dos imunossupressores.[31] (Figuras 7.1 e 7.2)

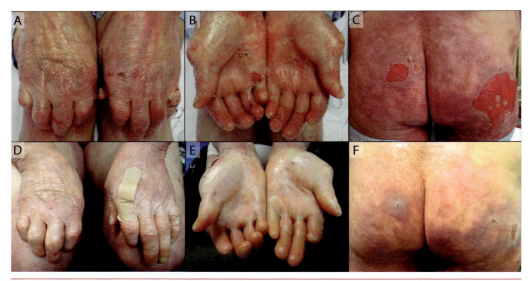

Figura 7.1. Epidermólise bolhosa adquirida. A-C: bolhas e erosões recorrentes nas áreas de trauma, sem resposta após uso de prednisona, azatioprina e micofenolato de mofetila; D-F: melhora das lesões mantida 6 meses após 2 doses de rituximabe 1 g endovenoso, com intervalo de 2 semanas entre as aplicações.

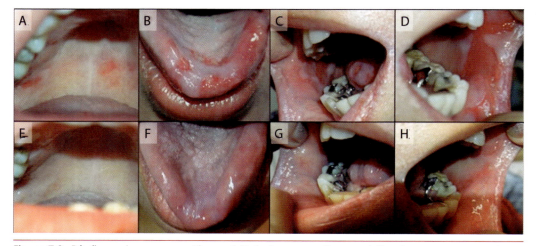

Figura 7.2. Pênfigo vulgar mucocutâneo. A-D: bolhas e erosões recalcitrantes na mucosa oral, sem melhora após uso de prednisona, azatioprina e micofenolato de mofetila; E-H: cicatrização das lesões após 4 meses da aplicação de 2 doses de rituximabe 1 g endovenoso, com 2 semanas de intervalo.

Tempo de tratamento

Cada ciclo de tratamento corresponde a 4 doses semanais de 375 mg/m^2/dose de rituximabe ou 2 doses de 1000 mg/semana, com 2 semanas de intervalo entre as doses. A necessidade de novos ciclos de tratamento dependerá da resposta clínica ao primeiro ciclo:[54]

- Resposta completa, se ausência de lesões por ao menos 1 mês e prednisona ≤ 5 mg/dia ou sem tratamento com corticosteroide ou adjuvante;
- Resposta parcial, na presença de 1 a 5 novas lesões orais ou cutâneas por semana e prednisona ≤ 10 mg/dia sem adjuvantes;
- Controle da doença, se ausência de novas lesões e cicatrização das preexistentes;
- Resposta completa a longo prazo, se ausência de lesões e de tratamento com corticosteroides ou de tratamentos adjuvantes por 6 meses.

Avaliação pré-tratamento com rituximabe

Antes de cada ciclo de tratamento deve ser realizado exame clínico e laboratorial do doente a fim de descartar potenciais contraindicações ao uso do rituximabe, e durante e após cada ciclo, para avaliar a resposta terapêutica e a ocorrência de eventos adversos e complicações:[55]

- Hemograma completo;
- Enzimas hepáticas;
- Função renal;
- Sorologias para hepatite B, hepatite C e HIV;
- IgA, IgM, IgG, IgE;
- Eletroforese de proteínas;
- Rx tórax.

Doentes tratados com rituximabe apresentam maior risco de desenvolvimento de leucoencefalopatia multifocal progressiva (LEMP). Assim, todos os doentes que apresentarem alteração cognitiva, do comportamento ou outro déficit neurológico deverão suspender o tratamento com rituximabe e realizar avaliação neurológica, ressonância nuclear magnética de crânio e pesquisa do vírus JC no líquido cefalorraquidiano. Caso o diagnóstico de LEMP seja confirmado, o rituximabe será contraindicado.

Omalizumabe e penfigoide bolhoso

Estudos recentes demonstraram a participação de autoanticorpos da classe IgE na patogenia do penfigoide bolhoso (PB), dirigidos contra a porção não colagênica 16A (NC16A) do antígeno do penfigoide bolhoso de 180 kDa (BP180). Experimentos com modelos animais que receberam enxerto de pele humana mostraram que a injeção de IgE anti-BP180 no enxerto desencadeia a formação de bolhas espontâneas em decorrência da degranulação de mastócitos e quimiotaxia de eosinófilos, à semelhança da fase inicial do PB.[56] Em culturas de pele, anticorpos IgE anti-BP180 são internalizados pelos queratinócitos basais, reduzindo o número de hemidesmossomos e a aderência da junção dermoepidérmica.[57] Além disso, o BP180 promove a ligação cruzada entre dois receptores de IgE na superfície dos mastócitos, que sofrem degranulação e induzem a formação de urticas.[58]

Nos indivíduos com PB, o nível sérico de IgE se encontra elevado em 70% dos doentes[58] e corresponde a 0,01% do nível circulante de IgG; há também uma correlação positiva entre os títulos de ambas as imunoglobulinas. Depósitos de IgE na zona da membrana basal ocorrem em 25% dos doentes com PB.[59] Além disso, valores elevados de IgE circulante relacionam-se aos níveis séricos de eosinófilos, a maior gravidade da doença e à presença de lesões urticariformes.[57]

Fairley *et al.* publicaram em 2009 o primeiro relato de tratamento do PB com omalizumabe. Trata-se de um anticorpo monoclonal humanizado que tem como alvo o sítio de ligação da IgE ao seu receptor FcεRI e FcεRII, aprovado para o tratamento da asma[60] e recomendado para pacientes com PB refratário a outros tratamentos e com níveis séricos elevados de IgE e/ou eosinofilia. O cálculo da dose utilizada baseia-se no esquema terapêutico indicado para asma: 0,016 mg/kg/IgE (IU/mL) por via subcutânea a cada 2 a 4 semanas.[61] Dentre os 9 pacientes com penfigoide bolhoso com idades entre 5 meses e 86 anos que receberam omalizumabe,[62-66] 8 melhoraram após 1 a 13 doses do medicamento; dos 5 doentes que recidivaram após sua suspensão, somente 1 obteve melhora das lesões apenas com a reintrodução do omalizumabe.[66]

Anti-TNF-α e pênfigo

O fator de necrose tumoral alfa (TNF-α) é uma citocina sintetizada por células mononucleares que participa da resposta inflamatória de fase aguda. Doentes com pênfigo vulgar apresentam níveis elevados de TNF-α circulante e na periferia das bolhas,[67] que se correlacionam diretamente com a atividade da doença.[68] Feliciani *et al.* demonstraram *in vitro* que os autoanticorpos IgG de doentes com pênfigo vulgar estimulam a síntese de TNF-α e IL-1α pelos queratinócitos e induzem acantólise; já em camundongos com deficiência de TNF-α e IL-1α, o descolamento da epiderme não ocorre após a injeção intradérmica de IgG anti-Dsg-3 humana.[69]

Com base nesses achados, Pardo *et al.* utilizaram pela primeira vez o infliximabe no tratamento de um paciente com PV mucocutâneo refratário aos tratamentos convencionais.[70] Após 5 infusões o paciente evoluiu com remissão completa das lesões, porém houve recidiva depois da 13ª dose. Os relatos de casos subsequentes de tratamento do pênfigo com anti-TNF-α mostraram resultados divergentes. Em 2014, um estudo randomizado controlado por placebo com 10 doentes com PV em uso exclusivo de prednisona e 10 doentes com PV tratados com prednisona e infliximabe não mostrou diferença estatisticamente significativa quanto ao tempo necessário para reduzir a corticoterapia, bem como para a cicatrização das lesões e a ausência de novas bolhas. No entanto, houve redução nos níveis séricos de autoanticorpos anti-Dsg-1 e anti-Dsg-3 circulantes.[71] Novos estudos serão necessários para melhor avaliar os benefícios do uso de anti-TNF-α no tratamento do pênfigo vulgar (Figura 7.3 e Tabela 7.5).

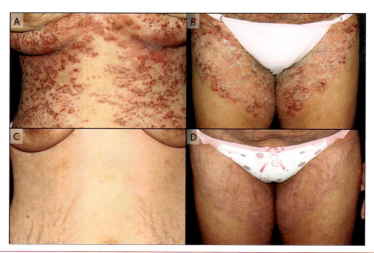

Figura 7.3. Pênfigo por IgA. A e B: pústulas confluentes formando lagos de pus e placas arciformes com descamação no tronco e região proximal das coxas refratário ao tratamento com dapsona, isotretinoína, metotrexato, micofenolato de mofetila e ciclosporina. C e D: melhora completa das lesões 2 semanas após a primeira dose de adalimumabe 80 mg subcutâneo.

Tabela 7.5. Imunobiológicos no tratamento das doenças bolhosas autoimunes[31-34,55,61]

	Rituximabe	Adalimumabe	Omalizumabe
Mecanismo de ação	anti-CD20	anti-TNF-α	anti-IgE
Exames pré-tratamento	• hemograma completo • enzimas hepáticas • função renal • sorologia hepatites B e C, HIV • IgA, IgM, IgG, IgE • eletroforese de proteínas • Rx tórax	• PPD • sorologia hepatites B e C, HIV • hemograma completo • TGO, TGP, bilirrubina total e frações • Rx tórax	• IgE
Dose	1 ciclo = • 2 doses de 1 g; com intervalo de 2 semanas ou • 375 mg/m²/dose 1x/semana, por 4 semanas	• 1ª: 80 mg; • 2ª: 40 mg após 7 dias; • subsequentes: 40 mg 2/2 semanas	0,016 mg/kg/IgE (IU/mL) a cada 2 a 4 semanas
Via de administração	endovenosa	subcutâneo	subcutâneo

Há duas publicações sobre o uso do adalimumabe no tratamento do pênfigo por IgA recalcitrante. Em ambas houve remissão completa da doença após uso de 40 mg da medicação a cada 2 semanas,[72,73] possivelmente relacionada à redução da expressão de moléculas de adesão e da quimiotaxia de neutrófilos com a inibição do TNF-α.[72]

Novos biológicos no tratamento das doenças bolhosas autoimunes

As séries de casos publicadas sobre o tratamento das dermatoses bolhosas autoimunes com rituximabe demonstraram benefícios com sua utilização, entre os quais remissão prolongada da doença, diminuição da dose acumulada da corticoterapia sistêmica e dos efeitos adversos a ela relacionados, bem como das complicações infecciosas decorrentes do uso de imunossupressores.[74-76]

No entanto, ainda não há padronização da dose do rituximabe específica e ajustada para o tratamento das doenças bolhosas autoimunes.[76-80] Além disso, a necessidade de administrar o rituximabe lentamente, a fim de evitar reações infusionais, e de repetir sua aplicação a cada 6 meses nos casos de recidiva aumenta os custos desse tratamento.[81]

Por esses motivos, novos biológicos com maior afinidade ao receptor CD20 (obinutuzumabe, ocaratuzumabe), citotoxicidade aumentada contra as células B (obinutuzumabe, ofatumumabe, PRO131921/rhuMAb V114), e via de administração subcutânea (veltuzumabe, ofatumumabe) encontram-se em estudo,[81] visando melhorar sua eficácia e segurança e viabilizar economicamente seu uso na fase inicial do tratamento das doenças bolhosas autoimunes.[82]

REFERÊNCIAS BIBLIOGRÁFICAS

1. Martel P, Joly P. Pemphigus: autoimmune diseases of keratinocyte's adhesion molecules. Clinics in Dermatology 2001;19:662-74.
2. Nousari HC, Anhalt GJ. Pemphigus and bullous pemphigoid. Lancet 1999;354:667-72.

3. Qian Y, Jeong JS, Ye J, et al. Overlapping IgG4 responses to self- and environmental antigens in endemic pemphigus foliaceus. Journal of Immunology 2016;196:2041-50.
4. Sinha AA. The genetics of pemphigus. Dermatologic Clinics 2011;29:381-91, vii.
5. Anhalt GJ, Labib RS, Voorhees JJ, Beals TF, Diaz LA. Induction of pemphigus in neonatal mice by passive transfer of IgG from patients with the disease. The New England Journal of Medicine 1982;306:1189-96.
6. Baum S, Sakka N, Artsi O, Trau H, Barzilai A. Diagnosis and classification of autoimmune blistering diseases. Autoimmunity Reviews 2014;13:482-9.
7. Mutasim DF, Adams BB. Immunofluorescence in dermatology. Journal of the American Academy of Dermatology 2001;45:803-22; quiz 22-4.
8. Arbache ST, Nogueira TG, Delgado L, Miyamoto D, Aoki V. Immunofluorescence testing in the diagnosis of autoimmune blistering diseases: overview of 10-year experience. Anais Brasileiros de Dermatologia 2014;89:885-9.
9. Aoki V, Sousa JX, Jr., Fukumori LM, Perigo AM, Freitas EL, Oliveira ZN. Direct and indirect immunofluorescence. Anais Brasileiros de Dermatologia 2010;85:490-500.
10. Liu Z, Giudice GJ, Zhou X, et al. A major role for neutrophils in experimental bullous pemphigoid. The Journal of Clinical Investigation 1997;100:1256-63.
11. Liu Z, Diaz LA, Troy JL, et al. A passive transfer model of the organ-specific autoimmune disease, bullous pemphigoid, using antibodies generated against the hemidesmosomal antigen, BP180. The Journal of Clinical Investigation 1993;92:2480-8.
12. Frew JW, Murrell DF. Corticosteroid use in autoimmune blistering diseases. Dermatologic Clinics 2011;29:535-44.
13. Lunardon L, Payne AS. Rituximab for autoimmune blistering diseases: recent studies, new insights. Giornale Italiano di Dermatologia e Venereologia: Organo Ufficiale, Societa Italiana di Dermatologia e Sifilografia 2012;147:269-76.
14. Meurer M. Immunosuppressive therapy for autoimmune bullous diseases. Clinics in Dermatology 2012;30:78-83.
15. Schiavo AL, Puca RV, Ruocco V, Ruocco E. Adjuvant drugs in autoimmune bullous diseases, efficacy versus safety: Facts and controversies. Clinics in Dermatology 2010;28:337-43.
16. Kasperkiewicz M, Schmidt E, Zillikens D. Current therapy of the pemphigus group. Clinics in Dermatology 2012;30:84-94.
17. Savin JA. International mortality from bullous diseases since 1950. The British Journal of Dermatology 1976;94:179-89.
18. Diaz LA. Rituximab and pemphigus -- a therapeutic advance. The New England Journal of Medicine 2007;357:605-7.
19. Martin LK, Werth V, Villanueva E, Segall J, Murrell DF. Interventions for pemphigus vulgaris and pemphigus foliaceus. The Cochrane Database of Systematic Reviews 2009:CD006263.
20. Culton DA, Diaz LA. Treatment of subepidermal immunobullous diseases. Clinics in Dermatology 2012;30:95-102.
21. Gurcan HM, Keskin DB, Stern JN, Nitzberg MA, Shekhani H, Ahmed AR. A review of the current use of rituximab in autoimmune diseases. International Immunopharmacology 2009;9:10-25.
22. Braun-Moscovici Y, Butbul-Aviel Y, Guralnik L, et al. Rituximab: rescue therapy in life-threatening complications or refractory autoimmune diseases: a single center experience. Rheumatology International 2013;33:1495-504.
23. Kazkaz H, Isenberg D. Anti B cell therapy (rituximab) in the treatment of autoimmune diseases. Current Opinion in Pharmacology 2004;4:398-402.
24. Peterson JD, Chan LS. Effectiveness and side effects of anti-CD20 therapy for autoantibody-mediated blistering skin diseases: A comprehensive survey of 71 consecutive patients from the Initial use to 2007. Therapeutics and Clinical Risk Management 2009;5:1-7.
25. Johnson P, Glennie M. The mechanisms of action of rituximab in the elimination of tumor cells. Seminars in Oncology 2003;30:3-8.
26. Tzu J, Kim N, Kirsner RS. Why rituximab works. The Journal of Investigative Dermatology 2008;128:2744.
27. Mouquet H, Musette P, Gougeon ML, et al. B-cell depletion immunotherapy in pemphigus: effects on cellular and humoral immune responses. The Journal of Investigative Dermatology 2008;128:2859-69.
28. Dall'Ozzo S, Tartas S, Paintaud G, et al. Rituximab-dependent cytotoxicity by natural killer cells: influence of FCGR3A polymorphism on the concentration-effect relationship. Cancer Research 2004;64:4664-9.
29. Anolik JH, Campbell D, Felgar RE, et al. The relationship of FcgammaRIIIa genotype to degree of B cell depletion by rituximab in the treatment of systemic lupus erythematosus. Arthritis and Rheumatism 2003;48:455-9.
30. Schmidt E, Hennig K, Mengede C, Zillikens D, Kromminga A. Immunogenicity of rituximab in patients with severe pemphigus. Clinical Immunology 2009;132:334-41.
31. Kanwar AJ, Vinay K. Rituximab in pemphigus. Indian Journal of Dermatology, Venereology and Leprology 2012;78:671-6.

32. Leventhal JS, Sanchez MR. Is it time to re-evaluate the treatment of pemphigus? Journal of Drugs in Dermatology: JDD 2012;11:1200-6.
33. Jensen AO, Moller BK, Vangkilde A, et al. Treatment of treatment-resistant autoimmune blistering skin disorders with rituximab. The British Journal of Dermatology 2009;160:1359-61.
34. Zakka LR, Shetty SS, Ahmed AR. Rituximab in the treatment of pemphigus vulgaris. Dermatology and THERAPY 2012;2:17.
35. Heelan K, Shear N, Knowles S, Hassan S, Mittmann N. Resource utilization and costs associated with rituximab treatment in patients with pemphigus and pemphigoid: a comparison of 6 months before and 6 months after treatment. Value in Health 2013;16:A382.
36. Borradori L, Lombardi T, Samson J, Girardet C, Saurat JH, Hugli A. Anti-CD20 monoclonal antibody (rituximab) for refractory erosive stomatitis secondary to CD20(+) follicular lymphoma-associated paraneoplastic pemphigus. Archives of Dermatology 2001;137:269-72.
37. Foster CS, Chang PY, Ahmed AR. Combination of rituximab and intravenous immunoglobulin for recalcitrant ocular cicatricial pemphigoid: a preliminary report. Ophthalmology 2010;117:861-9.
38. Le Roux-Villet C, Prost-Squarcioni C, Alexandre M, et al. Rituximab for patients with refractory mucous membrane pemphigoid. Archives of Dermatology 2011;147:843-9.
39. Nigam R, Levitt J. Where does rituximab fit in the treatment of autoimmune mucocutaneous blistering skin disease? Journal of Drugs in Dermatology: JDD 2012;11:622-5.
40. Schmidt E, Hunzelmann N, Zillikens D, Brocker EB, Goebeler M. Rituximab in refractory autoimmune bullous diseases. Clinical and Experimental Dermatology 2006;31:503-8.
41. Ltd. FH-LR. Mabthera® (Rituximabe). 2011:1-13.
42. Kimby E. Tolerability and safety of rituximab (MabThera). Cancer Treatment Reviews 2005;31:456-73.
43. Diab M, Bechtel M, Coloe J, Kurtz E, Ranalli M. Treatment of refractory pemphigus erythematosus with rituximab. International Journal of Dermatology 2008;47:1317-8.
44. Connelly EA, Aber C, Kleiner G, Nousari C, Charles C, Schachner LA. Generalized erythrodermic pemphigus foliaceus in a child and its successful response to rituximab treatment. Pediatric Dermatology 2007;24:172-6.
45. Fuertes I, Guilabert A, Mascaro JM, Jr., Iranzo P. Rituximab in childhood pemphigus vulgaris: a long-term follow-up case and review of the literature. Dermatology 2010;221:13-6.
46. Stephens JB, Wilkerson MG. Dermatologic rituximab dosing: treatment of refractory pemphigus vulgaris in an adolescent male. Journal of Drugs in Dermatology: JDD 2011;10:202-5.
47. Janisson-Dargaud D, Reguiai Z, Perceau G, Eschard C, Bernard P. [Juvenile pemphigus vulgaris]. Annales de dermatologie et de venereologie 2008;135:843-7.
48. Kanwar AJ, Sawatkar GU, Vinay K, Hashimoto T. Childhood pemphigus vulgaris successfully treated with rituximab. Indian Journal of Dermatology, Venereology and Leprology 2012;78:632-4.
49. Ahmed AR, Spigelman Z, Cavacini LA, Posner MR. Treatment of pemphigus vulgaris with rituximab and intravenous immune globulin. The New England Journal of Medicine 2006;355:1772-9.
50. Schmidt E, Herzog S, Brocker EB, Zillikens D, Goebeler M. Long-standing remission of recalcitrant juvenile pemphigus vulgaris after adjuvant therapy with rituximab. The British Journal of Dermatology 2005;153:449-51.
51. Kong HH, Prose NS, Ware RE, Hall RP, 3rd. Successful treatment of refractory childhood pemphgus vulgaris with anti-CD20 monoclonal antibody (rituximab). Pediatric Dermatology 2005;22:461-4.
52. Schulze J, Bader P, Henke U, Rose MA, Zielen S. Severe bullous pemphigoid in an infant--successful treatment with rituximab. Pediatric Dermatology 2008;25:462-5.
53. Szabolcs P, Reese M, Yancey KB, Hall RP, Kurtzberg J. Combination treatment of bullous pemphigoid with anti-CD20 and anti-CD25 antibodies in a patient with chronic graft-versus-host disease. Bone Marrow Transplantation 2002;30:327-9.
54. Cianchini G, Corona R, Frezzolini A, Ruffelli M, Didona B, Puddu P. Treatment of severe pemphigus with rituximab: report of 12 cases and a review of the literature. Archives of Dermatology 2007;143:1033-8.
55. Buch MH, Smolen JS, Betteridge N, et al. Updated consensus statement on the use of rituximab in patients with rheumatoid arthritis. Annals of the Rheumatic Diseases 2011;70:909-20.
56. Messingham KA, Noe MH, Chapman MA, Giudice GJ, Fairley JA. A novel ELISA reveals high frequencies of BP180-specific IgE production in bullous pemphigoid. Journal of Immunological Methods 2009;346:18-25.
57. Ujiie H. IgE autoantibodies in bullous pemphigoid: supporting role, or leading player? Journal of Dermatological Science 2015;78:5-10.
58. Dimson OG, Giudice GJ, Fu CL, et al. Identification of a potential effector function for IgE autoantibodies in the organ-specific autoimmune disease bullous pemphigoid. The Journal of Investigative Dermatology 2003;120:784-8.
59. Provost TT, Tomasi TB, Jr. Immunopathology of bullous pemphigoid. Basement membrane deposition of IgE, alternate pathway components and fibrin. Clinical and Experimental Immunology 1974;18:193-200.

60. Holgate S, Smith N, Massanari M, Jimenez P. Effects of omalizumab on markers of inflammation in patients with allergic asthma. Allergy 2009;64:1728-36.
61. Busse W, Corren J, Lanier BQ, et al. Omalizumab, anti-IgE recombinant humanized monoclonal antibody, for the treatment of severe allergic asthma. The Journal of Allergy and Clinical Immunology 2001;108:184-90.
62. Fairley JA, Baum CL, Brandt DS, Messingham KA. Pathogenicity of IgE in autoimmunity: successful treatment of bullous pemphigoid with omalizumab. The Journal of Allergy and Clinical Immunology 2009;123:704-5.
63. Yalcin AD, Genc GE, Celik B, Gumuslu S. Anti-IgE monoclonal antibody (omalizumab) is effective in treating bullous pemphigoid and its effects on soluble CD200. Clinical Laboratory 2014;60:523-4.
64. Dufour C, Souillet AL, Chaneliere C, et al. Successful management of severe infant bullous pemphigoid with omalizumab. The British Journal of Dermatology 2012;166:1140-2.
65. London VA, Kim GH, Fairley JA, Woodley DT. Successful treatment of bullous pemphigoid with omalizumab. Archives of Dermatology 2012;148:1241-3.
66. Yu KK, Crew AB, Messingham KA, Fairley JA, Woodley DT. Omalizumab therapy for bullous pemphigoid. Journal of the American Academy of Dermatology 2014;71:468-74.
67. Lopez-Robles E, Avalos-Diaz E, Vega-Memije E, et al. TNFalpha and IL-6 are mediators in the blistering process of pemphigus. International Journal of Dermatology 2001;40:185-8.
68. D'Auria L, Bonifati C, Mussi A, et al. Cytokines in the sera of patients with pemphigus vulgaris: interleukin-6 and tumour necrosis factor-alpha levels are significantly increased as compared to healthy subjects and correlate with disease activity. European Cytokine Network 1997;8:383-7.
69. Feliciani C, Toto P, Amerio P, et al. In vitro and in vivo expression of interleukin-1alpha and tumor necrosis factor-alpha mRNA in pemphigus vulgaris: interleukin-1alpha and tumor necrosis factor-alpha are involved in acantholysis. The Journal of Investigative Dermatology 2000;114:71-7.
70. Pardo J, Mercader P, Mahiques L, Sanchez-Carazo JL, Oliver V, Fortea JM. Infliximab in the management of severe pemphigus vulgaris. The British Journal of Dermatology 2005;153:222-3.
71. Hall RP, 3rd, Fairley J, Woodley D, et al. A multicentre randomized trial of the treatment of patients with pemphigus vulgaris with infliximab and prednisone compared with prednisone alone. The British Journal of Dermatology 2015;172:760-8.
72. Howell SM, Bessinger GT, Altman CE, Belnap CM. Rapid response of IgA pemphigus of the subcorneal pustular dermatosis subtype to treatment with adalimumab and mycophenolate mofetil. Journal of the American Academy of Dermatology 2005;53:541-3.
73. Moreno AC, Santi CG, Gabbi TV, Aoki V, Hashimoto T, Maruta CW. IgA pemphigus: case series with emphasis on therapeutic response. Journal of the American Academy of Dermatology 2014;70:200-1.
74. Currimbhoy S, Zhu V, Dominguez AR, Pandya AG. Rituximab in the treatment of 38 patients with Pemphigus with long-term follow-up. Journal of the European Academy of Dermatology and Venereology: JEADV 2015.
75. Cho YT, Chu CY, Wang LF. First-line combination therapy with rituximab and corticosteroids provides a high complete remission rate in moderate-to-severe bullous pemphigoid. The British Journal of Dermatology 2015;173:302-4.
76. de Sena Nogueira Maehara L, Huizinga J, Jonkman MF. Rituximab therapy in pemphigus foliaceus: report of 12 cases and review of recent literature. The British Journal of Dermatology 2015;172:1420-3.
77. Ahmed AR, Nguyen T, Kaveri S, Spigelman ZS. First line treatment of pemphigus vulgaris with a novel protocol in patients with contraindications to systemic corticosteroids and immunosuppressive agents: Preliminary retrospective study with a seven year follow-up. International Immunopharmacology 2016;34:25-31.
78. Heelan K, Al-Mohammedi F, Smith MJ, et al. Durable remission of pemphigus with a fixed-dose rituximab protocol. JAMA Dermatology 2014;150:703-8.
79. Ingen-Housz-Oro S, Valeyrie-Allanore L, Cosnes A, et al. First-line treatment of pemphigus vulgaris with a combination of rituximab and high-potency topical corticosteroids. JAMA Dermatology 2015;151:200-3.
80. Cho YT, Lee FY, Chu CY, Wang LF. First-line combination therapy with rituximab and corticosteroids is effective and safe for pemphigus. Acta Dermato-venereologica 2014;94:472-3.
81. Huang A, Madan RK, Levitt J. Future therapies for pemphigus vulgaris: Rituximab and beyond. Journal of the American Academy of Dermatology 2016.
82. Wang HH, Liu CW, Li YC, Huang YC. Efficacy of rituximab for pemphigus: a systematic review and meta-analysis of different regimens. Acta Dermato-venereologica 2015;95:928-32.

Biológicos nas Colagenoses

8

Marcelo Arnone
Luciena Cegatto Martins Ortigosa
Ricardo Romiti

PARTE I
LÚPUS ERITEMATOSO

INTRODUÇÃO

O lúpus eritematoso é uma doença autoimune do tecido conjuntivo que se caracteriza pela presença de amplo espectro de lesões cutâneas, localizadas ou disseminadas, por vezes associadas a manifestações sistêmicas. O quadro cutâneo usualmente se manifesta nas áreas expostas a radiação solar, couro cabeludo e pavilhão auricular. A radiação UV e certas drogas são particularmente responsáveis pela indução ou agravamento do quadro.

A enfermidade tem amplo espectro de manifestações clínicas, que vão desde formas puramente cutâneas, como o lúpus eritematoso cutâneo crônico, no qual os sintomas gerais estão habitualmente ausentes, ao lúpus eritematoso sistêmico (LES), no qual, a par da participação cutânea, há envolvimento de outros aparelhos e sistemas. Os doentes desenvolvem sintomas gerais, além de alterações imunopatológicas características durante os períodos de atividade inflamatória, com presença de autoanticorpos circulantes de diferentes especificidades e de imunocomplexos. A doença sistêmica apresenta-se, frequentemente, em mulheres jovens (entre 20 e 40 anos), crianças e neonatos, enquanto a forma cutânea ocorre em uma faixa etária maior (40 anos). Além disso, existem quadros semelhantes ao lúpus eritematoso induzidos por fármacos e enfermidades do colágeno sobrepostas, em que os sintomas do lúpus estão associados a manifestações de esclerodermia e/ou polimiosite. O lúpus eritematoso frequentemente causa lesões incapacitantes e compromete de maneira significativa a qualidade de vida de seus portadores. Atualmente vêm sendo utilizados índices de gravidade, como o CLASI (*Cutaneous Lupus Erythematosus Disease Area and Severity Index*), que permitem aferir de maneira mais precisa a gravidade da doença cutânea, bem como são ferramentas muito úteis para se avaliar a resposta aos tratamentos utilizados.[1]

As lesões cutâneas do lúpus eritematoso são classificadas em específicas ou inespecíficas. As específicas são próprias da doença e permitem considerar três quadros clínicos cutâneos, que podem evoluir com ou sem comprometimento sistêmico. Compreendem:

➲ Lúpus eritematoso cutâneo crônico;

- Lúpus eritematoso cutâneo subagudo (LECSA);
- Lúpus eritematoso cutâneo agudo (LECA).

As lesões não específicas encontradas no lúpus eritematoso compreendem fotossensibilidade, úlceras orais, alopecia, urticária e urticária vasculite, lesões vesicobolhosas, alterações acrais, mucinose e calcinose cutânea, entre outras.

ASPECTOS HISTÓRICOS

O termo lúpus (do latim, lobo) começou a ser utilizado na medicina no século XIII para descrever lesões erosivas da face. Cazenave, na década de 1850, teria sido o primeiro a utilizar a denominação lúpus eritematoso, contribuindo desse modo para distinguir o lúpus eritematoso do lúpus vulgar, forma de tuberculose cutânea muito prevalente na Europa no século XIX. O conceito do lúpus eritematoso como doença sistêmica aparece pela primeira vez em 1875 em descrições de Moritz Kaposi, esboçando os primeiros traços do conceito atual do lúpus eritematoso como doença espectral.

ETIOPATOGENIA

A etiopatogenia do lúpus eritematoso cutâneo é multifatorial e não completamente compreendida.[2] Os principais fatores envolvidos em sua etiopatogenia são:
- Radiação ultravioleta;
- Apoptose de queratinócitos;
- Liberação de citocinas;
- Hiperatividade das células B;
- Ativação de linfócitos T e células dendríticas.

Radiação ultravioleta

A radiação ultravioleta, em especial a ultravioleta B, induz a produção e liberação de citocinas, apoptose e necrose de queratinócitos, expressão de autoantígenos nos queratinócitos, recrutamento e ativação de células do sistema imune. A radiação ultravioleta direta estimula a produção e a liberação de diversas citocinas, dentre as quais destacamos: IFN, TNF-α, IL1, IL6, IL8, IL10 e IL 17.

Apoptose de queratinócitos

A radiação ultravioleta inicia o processo de morte celular programada dos queratinócitos. Os pacientes com lúpus apresentam aumento da apoptose, além de um mecanismo deficiente do *clearance* dessas células apoptóticas, levando ao acúmulo de queratinócitos apoptóticos. Esse acúmulo leva a necrose secundária, liberação de citocinas pró-inflamatórias e potenciais autoantígenos.

Liberação de citocinas e ativação celular

Interferon

O interferon (IFN) é uma das citocinas de maior destaque na patogênese do lúpus ertitematoso cutâneo. Dentre os subtipos de IFN, merecem destaque os do tipo I, compreendendo interferon alfa e beta, que são produzidos pelas células dendríticas plasmocitoides da derme.

Os interferons do tipo I participam na ativação inicial do sistema imune inato e adaptativo e na autoimunidade. Dentre suas ações, destacamos: estimulação da proliferação e diferenciação das células B, diferenciação de monócitos em células apresentadoras de antígeno, ativação da via inflamatória Th1, estimulação das células dendríticas, supressão de células T regulatórias e modulação de citocinas.

TNF-alfa (fator de necrose tumoral-alfa)

Os pacientes com lúpus eritematoso cutâneo apresentam níveis aumentados de TNF-alfa no soro e nas lesões cutâneas. Na pele, o TNF é produzido principalmente nos queratinócitos, fibroblastos e mastócitos. A produção de TNF-alfa pelos queratinócitos é estimulada pela radiação ultravioleta e por citocinas inflamatórias, com destaque para IL1-alfa, IL18 e IFN-gama.

O TNF-alfa é uma citocina que desempenha papel importante na patogênese do lúpus. Dentre suas ações, destacamos:

- Estimulação da produção de citocinas e moléculas de adesão, destacando-se dentre elas as IL-1, IL-6, CXCL8, CCL20, selectinas e moléculas de adesão celular, como VCAM-1 e ICAM-1;
- Ativação das células de Langerhans;
- Atuação como fator de crescimento para as células B;
- Estimulação da produção de anticorpos pelas células B;
- Redução da liberação de IFN-alfa pelas células dendríticas.

Embora o TNF-alfa desempenhe papel importante na patogênese do lúpus, pacientes tratados com inibidores do TNF-alfa podem apresentar quadros de lúpus Induzido por drogas. A provável explicação para essa manifestação seria que o bloqueio do TNF-alfa levaria ao aumento da produção de IFN-alfa, desencadeando a reação inflamatória.

IL-1

Considerada citocina central na regulação do sistema imune. Estimula a produção nos queratinócitos de TNF-alfa e de outras citocinas como CCL5, CCL20, CCL22 e CXCL8. Nos quadros de LES existe correlação entre seu nível sérico e a atividade da doença sistêmica.

IL-6 e IL-10

Induzem a hiperatividade das células B. Nos quadros de LES existe correlação entre seu nível sérico e atividade da doença sistêmica.

IL-17 e IL-18

Essas duas citocinas mais recentemente descritas também parecem desempenhar papel importante na patogênese do lúpus eritematoso cutâneo, tendo sido observados níveis aumentados nas lesões de lúpus eritematoso cutâneo.[2,3]

TIPOS DE LÚPUS ERITEMATOSO

Lúpus eritematoso cutâneo crônico

O lúpus eritematoso cutâneo crônico tem como variante clínica mais comum o lúpus eritematoso discoide, o que faz com que muitos considerem o lúpus discoide sinônimo de lúpus eritematoso cutâneo crônico.

Lúpus eritematoso discoide

O lúpus eritematoso discoide é uma dermatose de evolução crônica provavelmente desencadeada por processo autoimune. É doença de ocorrência universal em todas as raças e é mais frequente em mulheres acima dos 40 anos, sendo raro em crianças. A ocorrência familiar é excepcional, porém casos de lúpus eritematoso discoide são descritos em familiares de doentes com LES ou mesmo com lúpus eritematoso discoide, o que sugere intercorrência de fatores genéticos. As lesões cutâneas são desencadeadas ou agravadas pela exposição a radiação ultravioleta, frio ou drogas e exibem evolução crônica e insidiosa.

As lesões discoides caracterizam-se por eritema de cor rosada a violeta, com atrofia central e descamação, que afetam frequentemente o couro cabeludo e a face, especialmente as regiões malares e o dorso do nariz, conferindo aspecto característico em vespertilho ou asa de borboleta, e involuem deixando cicatriz (Figura 8.1). Outras localizações são os pavilhões auriculares, os lábios, as mucosas e semimucosas oral, nasal, conjuntival e, raramente, genital. Com menor frequência, surgem no V do decote, antebraços e mãos, especialmente nos quadros disseminados. O comprometimento do couro cabeludo é frequente e ocasiona áreas de alopecia cicatricial. Em etapas tardias, podem surgir hiperpigmentação residual e telangiectasias. As escamas exibem, na porção inferior, espículas córneas que penetram nos óstios foliculares e sudoríparos e constituem dado clínico importante para a identificação semiótica da lesão cutânea. Nas formas localizadas de lúpus eritematoso discoide, em que as lesões são restritas ao segmento cefálico, os sintomas gerais são raros. Nas formas disseminadas eventualmente há febre, astenia, cefaleia e artralgias; a persistência dos sintomas sugere transição para a forma sistêmica da doença.[3,4]

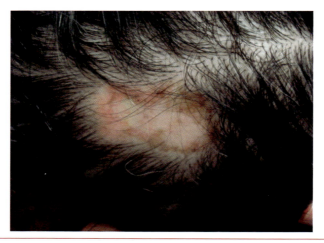

Figura 8.1. Lesão de lúpus eritematoso discoide acometendo o couro cabeludo.

Lúpus eritematoso hipertrófico ou verrucoso

Forma rara de lúpus eritematoso discoide, na qual há uma exacerbação do componente queratósico das lesões, levando ao desenvolvimento de lesões hipertróficas e verrrucosas. Deve ser diferenciado de outras dermatoses verrucosas, além da exclusão de carcinoma espinocelular que pode surgir em lesões crônicas do lúpus eritematoso discoide.

Pernisose lúpica

Doentes com lúpus eritematoso discoide pela exposição prolongada ao frio podem apresentar acrocianose e lesões papulonodulares achatadas, eritematovioláceas nas mãos, nariz e orelha, caracterizando o quadro clínico de *perniose lúpica*, que deve ser diferenciado do líquen plano e da sarcoidose. Estima-se que 20% dos pacientes que cursam com perniose lúpica evoluem para LES.

Paniculite lúpica

Também denominado lúpus profundo, manifesta-se por lesões subcutâneas, nodulares ou em placas, aderidas aos planos profundos, localizadas na face, dorso, membros superiores e nádegas. São nódulos subcutâneos firmes, de limites nítidos, pouco dolorosos, que ao regredirem deixam cicatrizes deprimidas. Podem ou não ser encimados por lesões discoides, e quando isso ocorre prefere-se a terminologia lúpus eritematoso profundo.[3]

Lúpus eritematoso túmido

A variante clínica lúpus eritematoso túmido, também denominada lúpus intermitente, caracteriza-se por cursar com lesões urticadas ou eritematoedemato infiltradas; apresenta pouca ou nenhuma descamação e deve ser diferenciada da erupção polimorfa à luz e do pseudolinfoma. É considerada a variante clínica de lúpus eritematoso cutâneo com maior fotossensibilidade.

DIAGNÓSTICO

O diagnóstico de lúpus eritematoso cutâneo é feito com base nas manifestações clínicas e nos achados histopatológicos e de imunofluorescência direta. O quadro histopatológico, apesar de característico, não permite a distinção do subtipo clínico. As principais alterações histopatológicas encontradas são: hiperqueratose, rolhas córneas foliculares, liquefação da camada basal, corpos citoides e infiltrado inflamatório linfoplasmocitário perivascular, perianexial e em papilas dérmicas. Há espessamento da membrana basal da epiderme e da parede folicular, evidenciado pela coloração de PAS. A imunofluorescência direta da pele lesada mostra depósito de IgG, IgM, IgA, C3 e fibrinogênio na junção dermoepidérmica. Na pele sã exposta e não exposta não ocorre deposição de imunoglobulinas, muito embora depósitos granulosos discretos de IgM possam ser encontrados na pele normal de indivíduos sadios.

Os exames de laboratório no lúpus eritematoso discoide são habitualmente negativos. Formas disseminadas podem apresentar anemia, leucopenia e trombocitopenia discretas, hipergamaglobulinemia, Coombs positivo, crioglobulinas e anticorpos antinucleares com títulos baixos. Anticorpos anti-DNA de dupla hélice (anti-nDNA) ou anti-DNA de hélice simples (anti-ssDNA) surgem nos quadros disseminados da doença, com provável evolução sistêmica, e são indicativos de evolução grave com possibilidade de comprometimento renal.[3-6]

TRATAMENTO

Dado que a exposição à fração UV da luz solar tem um papel relevante no desencadeamento ou agravamento das lesões, é indispensável o uso de roupas adequadas e filtros protetores solares e evitar medicamentos ou substâncias fotossensibilizantes.

Interrupção do tabagismo

O hábito do tabagismo deve ser evitado nos pacientes com lúpus, por comprometer a eficácia do tratamento dos antimaláricos bem como constituir fator de risco para o desenvolvimento de lúpus eritematoso.

Tratamento tópico

Corticosteroides

As lesões cutâneas podem ser tratadas com pomadas ou apósitos oclusivos de corticosteroides fluorados ou infiltração intralesional de triancinolona, empregada na concentração de 2,5 a 5 mg/mL.

Inibidores da calcineurina

Os inibidores da calcineurina (pimecrolimo e tacrolimo) mostram eficácia limitada no tratamento das lesões de lúpus eritematoso cutâneo, devido ao seu baixo poder de penetração nas lesões. São opções de tratamento para os pacientes que cursam com lesões pouco espessas, em especial na face, região genital e semimucosas, devendo ser evitados nas formas hipertróficas.

Tratamento sistêmico

Antimaláricos

Os antimaláricos são a droga de escolha para todos os subtipos de lúpus eritematoso cutâneo. São utilizados a hidroxicloroquina na dose de 400 mg diários e o difosfato de cloroquina na dose de 250 mg diários, atingindo-se a concentração plasmática terapêutica a partir da 3ª semana de administração da droga. A quinacrina não é utilizada por não estar disponível em nosso meio. O tratamento com antimalárico, na grande maioria dos casos, é utilizado por vários meses. Eventualmente, ocorrem efeitos colaterais hematológicos, hepáticos ou oftalmológicos, neste caso por deposição da droga na retina, motivo pelo qual o uso crônico de antimaláricos deve ser monitorado com exame oftalmológico periódico e exames de laboratório. A deposição retiniana de antimaláricos é mais frequente com o difosfato de cloroquina e excepcional em relação à hidroxicloroquina. Atualmente admite-se que a segurança está mais relacionada à dose diária e não à duração do tratamento ou à dose máxima administrada. Preconizam-se doses de 3,5 a 4 mg/kg/dia de difosfato de cloroquina e de 6 a 6,5 mg/kg/dia de hidroxicloroquina, que devem ser calculadas levando-se em conta o peso ideal do paciente. Outros efeitos adversos oculares ocorrem em consequência da deposição corneana do antimalárico; são reversíveis, não evoluem para maculopatia e não contraindicam o tratamento. São ainda relatados como efeitos colaterais: náusea, hiperpigmentação das membranas mucosas, da face e extremidades, branqueamento dos cabelos, erupção cutânea, psicose, miastenia, leucopenia, trombocitopenia e diminuição do *clearance* da creatinina. A indicação dos antimaláricos na gravidez é controversa, e seu uso pode ser considerado após análise criteriosa da relação risco/benefício. Os antimaláricos são contraindicados na vigência de hepatopatias e deficiência congênita de glicose-6-fosfato-desidrogenase. Os pacientes tabagistas que fazem uso de antimaláricos devem ser estimulados a interromper o hábito, pois apresentam menor resposta terapêutica aos antimaláricos quando comparados aos não tabagistas.[5]

Corticosteroides e outros agentes sistêmicos

O uso de corticosteroides sistêmicos no lúpus eritematoso discoide deve ser limitado aos casos de intolerância à cloroquina ou à hidroxicloroquina, casos que cursam com lesões disseminadas ou nas formas pouco responsivas aos antimaláricos. Seu uso também está indicado em associação aos antimaláricos na fase inicial do tratamento de casos de maior gravidade, enquanto não se atingem níveis terapêuticos dos antimaláricos. Outros medicamentos úteis, na ausência de resposta às medicações anteriores, são a talidomida, a dapsona, a acitretina e os imunossupressores. Dentre estes, os mais utilizados são o metotrexato e a azatioprina. Nos casos de difícil controle, podem ainda ser utilizados o micofenolato de mofetila e a pulsoterapia com metilprednisolona. A talidomida é habitualmente usada na dose de 100-200 mg diários principalmente nas formas verrucosas, no entanto o efeito teratogênico limita sua indicação em mulheres em idade gestacional. Quando extremamente necessária, deve-se assegurar a anticoncepção. Os principais efeitos secundários são sonolência, constipação intestinal, secura da mucosa oral e cefaleia, além de neuropatia periférica.

A maioria dos doentes com lúpus eritematoso discoide tem boa evolução, com a doença permanecendo restrita à pele em cerca de 80 a 90% dos casos. Em proporção variável de 5 a 20% há ocorrência de fadiga, febre baixa recorrente, alopecia difusa não cicatricial, dores articulares, fotossensibilidade e/ou fenômeno de Raynaud, sugerindo sistematização da doença.[3,4]

Até o momento, não existe aprovação para uso de imunobiológicos nas diferentes manifestações cutâneas do lúpus eritematoso.

Lúpus eritematoso cutâneo subagudo

O lúpus eritematoso cutâneo subagudo é forma disseminada cutânea do lúpus eritematoso, com importante componente de fotossensibilidade e lesões cutâneas que involuem sem atrofia cicatricial, deixando hipopigmentação residual e lesões vitiligoides. O comprometimento sistêmico é discreto, as alterações laboratoriais são peculiares e em 50% dos casos as manifestações clínico-laboratoriais preenchem os critérios da Academia Americana de Reumatologia (ARA) para o diagnóstico de LES. Mesmo nas formas sistêmicas o comprometimento do sistema nervoso central e lesões de vasculite são raros e o comprometimento renal é menos grave. É mais frequente em mulheres jovens e de meia-idade, embora possa ocorrer em qualquer idade, em especial quando manifestação cutânea do lúpus eritematoso induzido por drogas. Apresenta associação significativa com antígenos de histocompatibilidade HLA-B8 e HLA-DR3.

Na patogenia das lesões cutâneas, interagem anticorpos anti-RO, mediadores liberados por células mononucleares e queratinócitos, fatores hormonais e genéticos, luz ultravioleta e drogas. A luz ultravioleta facilita a expressão antigênica de Ro pelos queratinócitos e pode interferir na migração de células inflamatórias para a pele, permitindo a liberação dos mediadores dos queratinócitos e células de Langerhans.[7-10]

Caracteriza-se por lesões papuloeritematosas com descamação tênue que formam placas com aspecto psoriasiforme ou anular policíclico. As lesões psoriasiformes exibem escamas finas e superfície rendilhada; as anulares podem adquirir aspecto em íris e apresentar vesicobolhas na borda periférica. As lesões cutâneas do lúpus eritematoso subagudo surgem, preferencialmente, na porção superior do tronco, ombros, V do decote, face extensora dos membros superiores e dorso das mãos, sendo eventuais na face. Evoluem com importante componente de fotossensibilidade e involuem com hipocromia ou acromia residual e telangiectasias sem atrofia. A evolução é crônica, e em 50% dos casos há comprometimento sistêmico, no geral benigno.

O lúpus eritematoso cutâneo subagudo pode preceder ou surgir durante a evolução de outras doenças reumatológicas como artrite reumatoide e síndrome de Sjögren.

DIAGNÓSTICO

Deve ser diferenciado da forma discoide da doença pela ausência da atrofia cicatricial e de escamas com espículas córneas e da dermatomiosite pela ausência do eritema e edema periorbitais, de lesões justarticulares e prurido. É necessário excluir psoríase, eritemas persistentes, eritema polimorfo, dermatite seborreica e erupção à droga.

O diagnóstico é feito com base na clínica e pode ser confirmado pelos achados histopatológicos e de imunofluorescência direta. As alterações histológicas são semelhantes às observadas nas demais lesões cutâneas de lúpus eritematoso. Eventualmente ocorre clivagem dermoepidérmica em decorrência da intensidade das alterações vacuolares basais, com aparecimento de vesicobolhas nas lesões cutâneas. A imunofluorescência direta é positiva na lesão em 40 a 50% dos doentes e em 25% na pele sã. Os anticorpos antinucleares são encontrados com padrão pontilhado ou homogêneo em 70 a 80% dos doentes e correspondem à presença de anticorpos anti-Ro/SSA, que no geral ocorrem associados aos anticorpos anti-LA/SSB. É raro o encontro de anticorpos anti-Sm e anti-RNP.[11]

TRATAMENTO

O tratamento local visa à proteção solar por meio de roupas apropriadas e filtros solares. Medicações tópicas incluem o uso de corticosteroides tópicos e imunomoduladores como pimecrolimo e tacrolimo. Para o tratamento sistêmico estão indicados os antimaláricos como citado para o lúpus eritematoso cutâneo crônico associados ou não a prednisona em doses baixas. Casos refratários ao tratamento com antimaláricos e corticosteroides são tratados com dapsona, talidomida, metotrexato e outros imunossupressores. A sulfona é empregada em doses variáveis de 50 a 150 mg/dia com o cuidado prévio de dosar a glicose-6-fosfato-desidrogenase, pela possibilidade de metemoglobinemia e anemia hemolítica.[3,12]

Lúpus eritematoso cutâneo agudo

O lúpus eritematoso cutâneo agudo ocorre exclusivamente no LES em atividade, e é um importante marcador clínico de atividade da doença. A variante clínica mais comum do lúpus eritematoso cutâneo agudo é a forma localizada na face, que cursa com lesões eritematosas com descamação fina e edema discreto, formando placas em asa de borboleta. Mais raramente o quadro pode se estender por toda a face, porção superior do tronco e face extensora dos membros, caracterizando o quadro de lúpus eritematoso cutâneo agudo generalizado. São lesões fugazes, de aparecimento súbito, que persistem por horas ou alguns dias e no geral involuem sem sequelas, podendo deixar hiperpigmentação residual nos indivíduos melanodérmicos.

Outra variante clínica descrita é a dermatose lúpica por fotossensibilidade, que surge nas áreas expostas de doentes de LES após exposição solar. São lesões maculosas e/ou maculopapulosas isoladas ou em placas, intensamente eritematosas, com descamação fina e por vezes com componente purpúrico. Devem ser diferenciadas da erupção polimorfa à luz, erupção à droga e eritema polimorfo.

Os pacientes com lúpus eritematoso sistêmico podem ainda apresentar um quadro de lesões vesicobolhosas disseminadas que surgem na pele sã ou em base eritematosa, correspondendo ao LES bolhoso, que deve ser diferenciado de pênfigo vulgar, penfigoide bolhoso, epidermólise bolhosa, dermatite herpetiforme, eritema polimorfo e de outras farmacodermias bolhosas.

Lúpus eritematoso sistêmico

O LES é enfermidade inflamatória crônica, autoimune, multifatorial, produzida por alterações da regulação imunológica. Estão envolvidos em sua patogênese fatores genéticos, hormonais e ambientais. Assim como no lúpus eritematoso cutâneo, a radiação ultravioleta é o principal fator ambiental envolvido, podendo ser responsável pelo agravamento e desencadeamento de manifestações cutâneas e sistêmicas. O papel de agentes infecciosos, em especial os vírus, vem sendo pesquisado há várias décadas. Atualmente vem recebendo destaque o vírus Epstein-Barr, reforçado por achados que evidenciam que a soroconversão para o vírus Epstein-Barr é frequente nos pacientes com LES.

O lúpus eritematoso foi considerado o protótipo de doença autoimune pela grande quantidade de manifestações imunopatológicas, produto da hiperatividade das células B. Diversos autoanticorpos podem estar presentes no soro dos pacientes. Dentre os mais relevantes, estão aqueles dirigidos contra o ácido desoxirribonucleico (DNA) de cadeia dupla (nDNA) ou de cadeia simples (ssDNA), contra ácido ribonucleico ou pequenos RNAs ou suas ribonucleoproteínas (Sm, RNP), contra histonas, assim como contra fosfolipídeos.

Os anticorpos contra DNA podem formar complexos imunes circulantes em pacientes com a doença em atividade, com consumo de frações do complemento. O depósito dos complexos imunes no endotélio de capilares glomerulares provavelmente desencadeia as lesões glomerulares, nas quais são detectados imunoglobulinas, complemento e outros imunorreagentes. O depósito de complexos imunes em nível cutâneo induz na junção dermoepidérmica a formação da banda lúpica.

Os doentes com LES têm doença multissistêmica que não obstante não afeta simultaneamente todos os órgãos ou sistemas. A participação cutânea ocorre em 80% dos doentes e em 25% constitui a manifestação inicial da doença. As lesões podem ser agudas, crônicas ou subagudas. A lesão aguda mais representativa é o "eritema em asa de borboleta", que corresponde a lesões eritematosas na região malar e dorso do nariz, habitualmente provocadas pela exposição à luz solar ou induzidas artificialmente por irradiação UV. O eritema pode atingir as demais áreas expostas, as regiões palmoplantares e os dedos das mãos e pés e adquirir aspecto poiquilodérmico. Nas falanges distais dos quiro e pododáctilos surgem telangiectasias, particularmente nas polpas digitais e regiões periungueais. Outra manifestação aguda da doença é o quadro bolhoso, já referido. A forma intermediaria corresponde às lesões anulares ou eritematoescamosas do LECSA às quais se associam os anticorpos anti-Ro. Os doentes com LES e lesões subagudas habitualmente têm baixa incidência de complicações renais. Cerca de 20 a 25% dos doentes com lúpus eritematoso cutâneo podem apresentar lesões discoides durante a evolução, e em cerca de 15% as lesões discoides são a primeira manifestação clínica da doença, com localização preferencial no couro cabeludo, orelhas, face ou pescoço. Nas fases de exacerbação clínica, além da alopecia cicatricial própria da lesão discoide ocorre alopecia difusa não cicatricial. As mucosas e semimucosas, particularmente o vermelhão dos lábios, podem apresentar eritema, edema, erosões e ulcerações, sendo frequente o encontro de púrpura palatina.

Manifestações cutaneovasculares são frequentes. Podem-se observar fenômeno de Raynaud, livedo reticular, que nas formas graves pode estar associado aos anticorpos antifosfolipídeos, vasculite urticariforme, vasculopatias e, eventualmente, angioedema, quando há deficiência das frações C2 ou C4 do complemento. Alopecia difusa não cicatricial acompanha os períodos de exacerbação clínica, e na região frontoparietal surgem os "cabelos lúpicos", que são cabelos curtos, finos e enrolados.

Os sintomas gerais incluem febre, anorexia, astenia, fraqueza muscular e cefaleia. Dentre as manifestações sistêmicas mais frequentes, está a afecção renal glomerular, que acomete aproximadamente 50% dos doentes, sendo a proteinúria o achado laboratorial mais comum. A nefrite lúpica no LES é associada a pior prognóstico.

DIAGNÓSTICO

O diagnóstico clínico do LES foi padronizado pela Academia Americana de Reumatologia em 1972, modificada em 1982 e revisada em 1997. Considera-se a diagnose de LES diante de quatro ou mais dos critérios relacionados a seguir:

- *Rash* malar (lesão em asa de borboleta);
- Lesões discoides;
- Fotossensibilidade;
- Ulcerações orais ou rinofaringite;

◆ Artrite não erosiva comprometendo duas ou mais articulações periféricas, dolorosa e edematosa;
◆ Serosite: pleurite ou pericardite;
◆ Alterações renais persistentes: proteinúria > 0,5 g/dL persistente ou cilindrúria;
◆ Alterações neurológicas: convulsões ou psicose;
◆ Alterações hematológicas: anemia hemolítica, leucopenia < 4.000/mm³, linfopenia < 1.500/mm³, trombocitopenia < 100.000/mm³;
◆ Alterações imunológicas: presença de anti-nDNA ou anti-Sm ou anticorpos antifosfolipídeos;
◆ Presença de anticorpos antinúcleo (fator antinúcleo).

O diagnóstico de LES é feito com base nas manifestações clínicas, nos achados histopatológicos, nos achados de imunofluorescência direta e nos exames complementares. As alterações histológicas das lesões eritematoedematosas são inespecíficas, sempre acompanhadas de espessamento da membrana basal ao PAS. A degeneração hidrópica da camada basal está no geral associada a edema da derme superior, extravasamento de hemácias e depósitos de material fibrinoide e mucina. A hipoderme pode exibir, além de infiltrado inflamatório, espessamento das trabéculas fibroadiposas. A imunofluorescência direta da lesão mostra em cerca de 90% dos casos deposição de IgG, IgM, IgA e complemento na zona da membrana basal (ZMB), e é negativa em lesões com evolução inferior a 2 meses. Na pele sã exposta há deposição de imunoglobulinas e complemento na ZMB em cerca de 80% dos doentes não tratados e, na pele sã coberta, em 50% dos casos em atividade e em 33% nos doentes controlados. A porcentagem da incidência da banda lúpica é maior em doentes com comprometimento renal difuso. Estudos imuno-histoquímicos mostram deposição dos imunorreagentes na sublâmina densa, na substância fundamental e ocasionalmente nas fibrilas de ancoragem.

Os *anticorpos antinucleares* são positivos em 100% dos doentes, na dependência do método laboratorial e dos substratos utilizados. Os títulos se correlacionam à atividade da doença e exibem padrões variados de fluorescência.[3,12]

TRATAMENTO

Tratamento tópico

A exposição à luz solar deve ser restringida ao máximo possível, e o uso de protetores solares está indicado. Corticosteroides e imunomoduladores (tacrolimo e pimecrolimo) podem ser utilizados como medidas coadjuvantes às terapias sistêmicas.

Tratamento sistêmico

O tratamento sistêmico inclui o uso de corticosteroides, antimaláricos e imunossupressores. Os esquemas terapêuticos variam de acordo com o grau de atividade da doença e a presença de complicações como nefropatia.

Os corticosteroides constituem a base do tratamento farmacológico do LES. Utiliza-se a prednisona em doses variáveis de 1 a 2 mg/kg/dia, de acordo com a atividade da doença. A dose inicial deve ser mantida até o controle da atividade inflamatória e progressivamente reduzida até a dose mínima necessária para controle satisfatório da doença. Em casos não responsivos é necessária a associação com drogas imunossupressoras ou pulsoterapia com metilprednisona, na dose de 1 g em infusão endovenosa diária de 30 minutos, por 3 dias consecutivos, com observação dos efeitos secundários da corticoterapia sistêmica.

Os antimaláricos são indicados nas formas predominantemente cutâneas, e os mais usados são o fosfato de cloroquina ou a hidroxicloroquina. Outros fármacos, como os anti-inflamatórios não hormonais, podem ser usados como sintomáticos. A aspirina é especialmente útil na síndrome de antifosfolipídeos. Tratamentos complementares como a plasmaférese têm utilidade em algumas etapas da atividade do LES, para remover complexos imunes ou nos casos de hiperviscosidade sérica associada. A dapsona é droga de eleição para as formas de lúpus bolhoso. Já a talidomida representa alternativa eficaz para as manifestações verrucosas do lúpus cutâneo.[3,15]

De acordo com a gravidade do quadro e o acometimento de órgãos específicos, o tratamento com imunossupressores estará indicado.

AGENTES IMUNOBIOLÓGICOS

Os avanços no conhecimento da patogênese do lúpus têm permitido o desenvolvimento de medicamentos biológicos que tem como alvos terapêuticos moléculas que desempenham importante papel nesses mecanismos fisiopatogênicos, dentre elas o BLyS (estimulador de linfócitos B), a interleucina 6 (IL-6) e o interferon (IFN).[16]

Das medicações que serão apresentadas, nenhuma delas tem aprovação para o tratamento do lúpus eritematoso cutâneo. No Brasil, já está disponível o belimumabe, aprovado pela Anvisa, indicado como droga adjuvante no tratamento do LES.

O belimumabe é um anticorpo monoclonal que se liga ao BLyS solúvel humano e inibe sua atividade biológica. O BLyS é um dos membros da família de ligantes do fator de necrose tumoral (TNF), que inibe a apoptose das células B e estimula a diferenciação dessas células em plasmócitos produtores de Imunoglobulina. Os ensaios clínicos que avaliaram sua eficácia no LES evidenciaram melhora das manifestações articulares e cutâneas. Foi o primeiro imunobiológico aprovado pela FDA para o tratamento do LES.[17]

O tocilizumabe, anticorpo monoclonal humanizado que bloqueia a ação da IL-6, vem sendo estudado no tratamento do LES, com relatos de eficácia nas manifestações cutâneas, porém não existem estudos em pacientes com lúpus eritematoso cutâneo.[16]

A identificação do papel de destaque do interferon tipo I nos mecanismos fisiopatogênicos do lúpus eritematoso fez com que ele se tornasse um dos alvos terapêuticos dos novos imunobiológicos em desenvolvimento. Das medicações que vêm sendo estudadas, o anifrolumabe, anticorpo monoclonal contra o receptor de interferon-alfa, mostrou, em estudo de fase II com pacientes de LES, ser eficaz na diminuição do *rash* cutâneo, sugerindo seu potencial promissor no tratamento do lúpus eritematoso cutâneo.[18,19]

O rituximabe está sendo usado em casos de lúpus com plaquetopenia e nefrite lúpica que não respondem ao tratamento convencional.[20]

PARTE II
DERMATOMIOSITE

INTRODUÇÃO

A dermatomiosite (DM) é uma doença do tecido conjuntivo que se expressa por meio de manifestações cutâneas características habitualmente associadas a miopatia. A etiologia da DM permanece desconhecida, sendo considerada doença idiopática.[1,2] Na sua etiopatogenia, considera-se a associação com antígenos de histocompatibilidade, infecções, drogas e autoimunidade. A lesão cutânea é resultante de reações apoptóticas, e a lesão muscular é mediada por processo inflamatório predominantemente linfocitário.[3]

O quadro clínico se expressa por meio de alterações cutâneas em áreas fotoexpostas, fraqueza muscular proximal e simétrica, disfonia e disfagia e, menos comumente, alterações em musculatura respiratória, alterações visuais e dores abdominais.[2]

HISTÓRICO

A DM foi originalmente descrita por Ernst Lebericht Wagner em 1887, relatando caso de uma jovem de 34 anos com manifestações cutâneas e sistêmicas sugestivas de dermatomiosite, e que veio a falecer 35 dias após a internação em decorrência da enfermidade.[1]

A primeira classificação da DM se deve a Bohan e Peter, em 1975,[4] que classificaram a doença em DM clássica (hoje denominada DM primária idiopática), DM juvenil, DM associada a neoplasia e DM associada a outra doença do tecido conjuntivo. Essa classificação foi revista, em 1996, por Drake *et al.*,[5] que acrescentaram ao grupo a DM sem acometimento muscular (DM amiopática ou DM sem miosite).

DEFINIÇÃO E CRITÉRIO

As miopatias inflamatórias idiopáticas são doenças que têm como característica histopatológica a presença de processo inflamatório em músculos estriados. Esse grupo de doenças pode ser dividido em seis classes.[6]

- Dermatomiosite (juvenil e do adulto);
- Polimiosite (mediada por linfócitos T, eosinofílica e granulomatosa);
- Síndrome *overlap* ou de superposição (polimiosite, DM ou miosite por corpos de inclusão associada a outra doença do tecido conjuntivo);
- Miosite associada a neoplasia;
- Miosite por corpo de inclusão;
- Outras formas de miopatias raras como variantes focais (miosite orbital, miosite nodular localizada e pseudotumor inflamatório) e variantes difusas (miofasciite macrofágica e miopatia necrotizante com canais capilares).

A DM é considerada uma doença do tecido conjuntivo de etiologia desconhecida, apresentando sinais clínicos e laboratoriais de miopatia inflamatória em músculos extensores proximais, poiquilodermia violácea em áreas fotoexpostas, principalmente no couro cabeludo, região periocular e áreas extensoras, além de telangiectasias periungueais.[3] Em aproximadamente 10% dos doentes, as manifestações cutâneas permanecem por muitos anos sem alterações clínicas ou enzimáticas dos músculos.

A classificação da DM/PM divide a doença em PM clássica, DM clássica ou DM primária idiopática, DM/PM juvenil, DM/PM associada a neoplasia, DM/PM associada a outra doença do tecido conjuntivo e DM amiopática. Os critérios para seu diagnóstico são:

- Perda da força muscular simétrica e proximal com ou sem disfagia ou alteração da musculatura respiratória;
- Elevação das enzimas musculares séricas, especialmente da creatinoquinase (CK), mas também das transaminases, da desidrogenase lática (DHL) e da aldolase;

Eletroneuromiografia com:

- unidades de potenciais motores polifásicos de pequena amplitude e curta duração;
- fibrilações, ondas pontiagudas positivas, aumento;
- descargas espontâneas, bizarras e de alta frequência;

⊃ Exame anatomopatológico da biópsia muscular apresentando anormalidades como degeneração, regeneração, necrose, fagocitose e infiltrado mononuclear intersticial;
⊃ Alterações cutâneas típicas: heliotropo, pápulas de Gottron, eritema violáceo descamativo simétrico em ombros, joelhos, maléolos, ou dorso e tronco.

A doença é considerada "possível" quando existem dois dos cinco critérios, "provável" com três e "definida" com a presença de quatro critérios. Esses critérios auxiliam na definição de doentes que realmente apresentam a doença e, também, validam resultados e conclusões de estudos realizados, com sensibilidade para o diagnóstico da doença.[4]

EPIDEMIOLOGIA

A DM é uma doença relativamente rara, de ocorrência mundial, e estudada por várias especialidades médicas. É de grande importância para a dermatologia, já que as alterações cutâneas são marcadoras da doença e geralmente precedem os sinais sistêmicos e as neoplasias associadas.[7,8]

Tem incidência de 2 a 7 casos novos por milhão de habitantes/ano[3] e prevalência de 10 a 60 casos por milhão de habitantes/ano, dependendo da população estudada.[4] Apresenta dois picos de incidência: um na infância, entre 5 e 14 anos, e outro no adulto, entre 45 e 65 anos. A idade do diagnóstico é, em média, 40 anos, e, quando associada a malignidade, 55 anos. Na DM juvenil a incidência é de 1 a 3 casos novos por milhão de crianças/ano.[2,4] É excepcionalmente encontrada no recém-nascido.[4]

A DM é mais comum em mulheres 2:1, com aumento dessas proporções em DM/PM associada a doença do conjuntivo, afetando, neste caso, mulheres mais jovens e afro-americanos.[4] Já na DM/PM associada a malignidade e na DM juvenil essa relação é a mesma.[3]

ETIOPATOGENIA

A DM está relacionada a uma resposta autoimune alterada devido a predisposição genética, com a presença de antígenos de histocompatibilidade (HLA) como: HLA-B8, HLA-B14, HLA-DR3, HLA-DRw52 e HLA-DQA1. Quando induzida por drogas, está associada a HLA-B18, HLA-B35 e HLA-DR4, e na DM juvenil é classicamente associada a HLA-B8, HLA-DR3 e, mais recentemente, também ao HLA-DQA1*0501.[10]

Infecções virais são importantes fatores precipitantes da DM, incluindo-se o vírus da hepatite B, influenza A, Coxsackie e o picornavírus.[4] As lesões cutâneas e musculares podem ser desencadeadas ou agravadas pelo sol. Fototestes, entretanto, não reproduzem as lesões cutâneas, sendo desconhecido o espectro de luz que causa as manifestações clínicas.[11] Algumas drogas podem ser precipitantes da doença, como a D-penicilamina, hidroxiureia, anti-inflamatórios não hormonais, colchicina, terapias antilipídicas (estatinas e zetimibe), drogas anti-HIV (particularmente zidovudina), terapias antivirais (interferon), antimaláricos (hidroxicloroquina), agentes imunossupressores (glicocorticoides, neflunomida), antifúngicos (voriconazol), fenitoína e triptofano. Mais recentemente foi relatada também a associação de DM com várias drogas inibidoras do TNF. Há, ainda, a suspeita de o implante de silicone ser precipitante da DM. A associação com outras doenças autoimunes, como a dermatite herpetifome, o vitiligo, o LES, a tireoidite de Hashimoto, o diabetes mellitus tipo I, a doença de Graves, a cirrose biliar primária e a miastenia gravis, reforça a essência da origem autoimune da doença.[10-12]

A DM envolve microvasculopatia mediada por complemento, apresentando depósitos de complexos C5b-9 de ataque às membranas na junção dermoepidérmica, vasos da derme e músculos. Na DM juvenil, ocorrem processo inflamatório e trombose nos vasos com maior intensidade em relação à DM do adulto, sendo a isquemia a maior causa da lesão muscular.[4]

O mecanismo humoral da DM é a base da microangiopatia muscular, com a participação de células CD4+, células B, depósitos de imunoglobulinas e complemento, diferindo da polimiosite (PM), em que há atividade de células CD8 contra antígeno muscular específico não identificado. A imunidade celular também é ativada, principalmente por meio da apoptose. Comprovando o mecanismo de ação da imunidade celular na patogênese da doença, encontramos linfócitos CD8 na pele e músculos, miosite experimental em ratos causada por linfócitos, aumento da expressão de Ki-67 e p53 nos queratinócitos após irradiação por UVB, aumento da expressão de CD40 nas células musculares, diminuição de linfócitos CD 54 positivos circulantes e presença de Fas ligantes nas células T e Fas receptoras nas células musculares.[12]

MANIFESTAÇÕES CLÍNICAS

As lesões cutâneas da DM precedem a fraqueza muscular característica da doença em 56% dos casos; a fraqueza muscular precede as lesões cutâneas em 16% dos casos, e os dois sinais aparecem simultaneamente em 28% dos doentes.[3]

O quadro cutâneo distingue clinicamente a DM da PM, e as alterações podem ser divididas em lesões patognomônicas, características e compatíveis. A forma cutânea clássica é uma mácula eritematovelácea com distribuição simétrica que pode se tornar poiquilodérmica e endurecida devido a depósito secundário de mucina. As lesões cutâneas patognomônicas ocorrem em 70% dos casos e são as pápulas de Gottron (Figura 8.2), caracterizadas por pápulas violáceas sobre as articulações interfalangianas ou metacarpofalangianas, cotovelos ou joelhos e o sinal de Gottron, que consiste em eritema violáceo sobre mácula ou placa atrófica nas mesmas distribuições acima citadas. Lesões cutâneas características incluem:

1. A mácula ou placa eritematovinhosa e edematosa na região periorbital, conhecida como heliotropo, pela semelhança com a coloração violácea da flor heliotropo;[3]
2. As telangiectasias periungueais e as distrofias cuticulares;
3. A poiquilodermia distribuída ao longo dos ombros, braços, V do decote e dorso, conhecida como "sinal do xale";
4. As "mãos de mecânico", caracterizadas por descamação, fissuras, queratose e hiperpigmentação simétrica e não pruriginosa das mãos, que pode estar relacionada ao anticorpo anti-Jo-1 e síndrome antissintetase.[12,27,45]

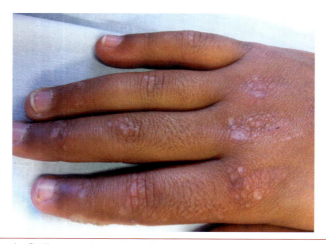

Figura 8.2. Pápulas de Gottron no dorso das mãos.

Heliotropo ocorre em 30 a 60% dos doentes, podendo envolver apenas a região de pálpebras superiores e, em afro-americanos, apresentar-se apenas como edema periorbitário.[2,4]

A disfagia ocorre em 15 a 50% dos doentes, podendo ser distal ou proximal. Na proximal há envolvimento dos músculos estriados da faringe ou da musculatura proximal do esôfago, é sinal de mau prognóstico, com curso rápido e progressivo da doença, e pode estar associada a pneumopatia intersticial. A disfagia distal ocorre quando há envolvimento de músculos não estriados, sendo mais comum em síndromes de superposição (*overlap*).[3]

Outras manifestações incluem principalmente envolvimento do sistema respiratório, aparelho cardiovascular, sistema gastrointestinal e manifestações oculares. A avaliação de exames subsidiários dos doentes com DM referente aos vários sistemas deve ser direcionada em função dos sintomas e pode incluir exames como radiografia contrastada de esôfago, estômago e duodeno, estudo da motilidade esofágica, radiografia de tórax, estudo da função pulmonar e eletrocardiograma, entre outros.[3,12]

EXAMES SUBSIDIÁRIOS

Em doentes com suspeita de DM são importantes as avaliações da história clínica, exame físico e exames laboratoriais, além de eletroneuromiografia e biópsia muscular. Todas as enzimas musculares (AST, ALT, CK, DHL e aldolase) devem ser solicitadas, pois há casos em que apenas uma enzima se encontra alterada,[4] sendo mais frequente o aumento da CK e da aldolase.[3]

TRATAMENTO COM CORTICOSTEROIDES

Corticosteroides são a droga de primeira linha para o tratamento da DM. Seu uso se justifica pelo provável mecanismo de citotoxicidade da doença e pela presença de complexos imunes e complemento.[4] Prednisona oral na dose de 0,5 a 1,5 mg/kg para adultos e 1,0 a 2,0 mg/kg para crianças em dose única diária é administrada ao doente até a melhora clínica confirmada efetivamente por meio do exame clínico específico para força muscular e normalização dos níveis de CK; após isso, a droga é diminuída lentamente no período de 1 ano.

Se não houver resposta ao uso de corticosteroides após 2 a 3 meses de tratamento (o que ocorre em 25% dos casos), se o doente for intolerante à droga ou se ele, após 3 meses de tratamento, permanecer com doses altas da medicação, outros imunossupressores devem ser introduzidos.[12]

AGENTES IMUNOSSUPRESSORES

O metotrexato é a droga de primeira escolha como coadjuvante no tratamento da DM resistente a corticosteroides.[3,4] A dosagem inicial é de 7,5 a 15,0 mg por semana, aumentando-se 2,5 mg semanalmente até 25 a 30 mg/semana. A dose total semanal não deve ultrapassar 25 a 50 mg. A melhora pode ser notada após 4 a 8 semanas de tratamento.[12]

Outros drogas que podem ser úteis no manejo da DM incluem micofenolato de mofetila, azatioprina, ciclofosfamida, ciclosporina, antimaláricos, dapsona e imunoglobulina endovenosa.

AGENTES IMUNOBIOLÓGICOS

Os níveis séricos aumentados e o aumento da expressão do fator de necrose tumoral alfa (TNF-alfa) em fibras musculares de pacientes com dermatomiosite motivaram o uso dos anti--TNF-alfa em pacientes com essa patologia. Existem relatos de caso de tratamento das manifestações cutâneas da dermatomiosite com resultados variáveis, porém a falta de ensaios clínicos randomizados e a possibilidade de piora/desencadeamento de dermatomiosite em pacientes em uso de anti-TNF-alfa desestimulam o emprego sistemático dessa classe de imunobiológicos para o tratamento dessa doença.[13]

O infliximabe, anticorpo monoclonal quimérico humano-murino anti-TNF-alfa, apresentou-se eficaz em alguns relatos, tendo indicação inclusive em crianças, usando-se 3 mg/kg/dose. No adulto recomenda-se de 5 a 10 mg/kg/dose intravenoso nas semanas 0, 2 e 6, e repetindo-se a cada 8 semanas, alterando-se a dose ou os períodos entre as infusões conforme avaliação clínica e laboratorial.[14] O etanercepte, um receptor solúvel recombinante do TNF-alfa, foi usado na dose de 25 mg via subcutânea duas vezes por semana, apresentando resposta inconclusiva.[13] Adalimumabe é um anticorpo monoclonal humanizado anti-TNF-alfa usado em várias doenças reumatológicas, porém pode causar miopatias inflamatórias semelhantes a DM, deste modo não é usado como arsenal terapêutico em tal doença.[13] Em geral, a terapia anti-TNF não é rotineiramente utilizada na miosite, tendo em conta os estudos negativos, bem como os relatórios recentes que sugerem o seu potencial para induzir PM e DM.

O abatacepte é uma proteína de fusão recombinante humana. Ela contém o domínio extracelular do CTLA-4, que faz a ligação com o receptor CD 80/86 da célula apresentadora de antígeno, bloqueando a ativação do CD 28 na célula T, o que causa uma diminuição da função dessas células. A dosagem é de 10 mg/kg nas semanas 0, 2 e 4 e então mensalmente.[15]

Tocilizumabe é um anticorpo monoclonal humanizado anti-IL-6 que foi usado em dois pacientes com PM na dose de 8 mg/kg, mensalmente, com resposta satisfatória.[13] Outra descrição de caso mostrou resposta favorável em um paciente com síndrome *overlap* (DM e esclerodermia) resistente a tratamentos anteriores, com melhora primeiramente nas lesões cutâneas e articulares em 1 mês e posteriormente, e de forma gradual, também nas dores musculares e nos níveis de CPK.[16]

O rituximabe, um anticorpo monoclonal quimérico contra o antígeno CD20 expresso na superfície das células B, é um dos imunobiológicos mais bem estudados no tratamento da dermatomiosite. É um anticorpo monoclonal quimérico, humano-murino, diretamente contra os linfócitos B CD-20. Esse antígeno é expresso apenas nas células pré-B (hematopoiéticas) e nas células B maduras (periféricas). Ocorre rápida depleção dos linfócitos B, que se mantêm por 6 a 12 meses. Sua ação se dá por meio de três mecanismos: citotoxicidade complemento-dependente, citocixidade celular anticorpo-dependente e indução de apoptose. Pode ser usado na dose 100 a 375 mg/m²/infusão, semanalmente, por 4 semanas. É bem tolerado e com poucos relatos de efeitos colaterais graves, porém a monitorização é obrigatória, já que podem ocorrer reações infusionais, infecções e citopenias. O grande problema é que a droga não mantém remissão sustentada, já que após a recuperação das células B pode ocorrer a recidiva da doença. Os resultados apresentados são variáveis no manejo tanto da miosite quanto das manifestações cutâneas da dermatomiosite. Não está aprovado para o tratamento da dermatomiosite, porém vem sendo utilizado na terapia dos casos refratários.[17,18] O rituximabe é geralmente administrado como duas doses de 1 g com 2 semanas de intervalo, e a decisão sobre cursos adicionais é feita caso a caso. A presença de autoanticorpos antissintetase e anti-Mi-2, juntamente com o subtipo de DM juvenil, foram fortes preditores de melhora clínica na terapia de depleção das células B.[19] O rituximabe mostrou ser uma droga poupadora de corticosteroide e manteve resposta satisfatória quando reiniciado em reagudizações da DM.

Pesquisas adicionais estão sendo realizadas para avaliar a eficácia de novas terapias como o sifalimumabe (anti-INF-alfa), alentuzumabe (anticorpo monoclonal humanizado que se liga ao CD52 dos linfócitos B e T), fingolimode (modulador do receptor de esfingosina 1-fosfato, fazendo com que os linfócitos T permaneçam nos órgãos linfoides), eculizumabe e basiliximabe.[19]

PARTE III
ESCLERODERMIA

INTRODUÇÃO

A esclerodermia caracteriza uma afecção autoimune do tecido conjuntivo cujas manifestações clínicas são o resultado de diversos eventos bioquímicos e imunológicos que culminam com fibrose e esclerose da pele, vasos sanguíneos e órgãos internos. O termo esclerodermia cutânea se refere à presença de esclerose de forma localizada ou generalizada na pele, devendo ser a única característica da enfermidade ou então a sua manifestação clínica proeminente. Diferencia-se, portanto, da esclerose sistêmica, na qual a esclerose cutânea configura apenas uma das suas diversas manifestações.[1]

A esclerose sistêmica caracteriza um distúrbio multissistêmico, manifestado por alterações inflamatórias, vasculares e escleróticas da pele e de vários órgãos internos, especialmente pulmão, trato gastrointestinal e coração. Diferentes enfermidades como o lúpus eritematoso, a dermatomiosite e a doença enxerto contra hospedeiro podem também manifestar esclerose cutânea dentro de seu amplo espectro clínico.[1,2]

EPIDEMIOLOGIA

A esclerodermia cutânea é doença universal, acomete mais mulheres do que homens (3:1) e brancos mais frequentemente do que negros. Incide habitualmente entre os 20 e os 50 anos de idade, com a variante linear e a pan-esclerose geralmente se iniciando nas primeiras 2 décadas de vida. Sua incidência é estimada entre 20 e 27 doentes/1.000.000/ano.

A esclerose sistêmica incide em mulheres quatro vezes mais do que em homens, com aparecimento habitual dos 30 aos 50 anos.[1,3]

ETIOPATOGENIA

A etiologia da esclerodermia é desconhecida. Os fibroblastos desempenham papel central na fisiopatologia da doença, com produção aumentada de colágeno I e IV na pele e nos vasos de doentes acometidos. Diferentes fatores têm sido implicados, entre eles: fatores imunológicos, fatores infecciosos, fatores genéticos e fatores exógenos (trauma, vacinação, cirurgias e contato com as mais variadas substâncias como inalação de sílica e cloreto de polivinil, aplicação intramuscular de vitamina K, pentacozida e corticosteroides).

Na esclerose sistêmica há evidências que sugerem que o primeiro evento seja lesão da célula endotelial dos vasos sanguíneos, seguida de fibrose devido à produção excessiva de colágeno pelos fibroblastos. No início do quadro, ocorre edema dos órgãos-alvo, seguido de fibrose. Evidenciam-se capilares sanguíneos da pele em número reduzido, e o restante se dilata e prolifera, evidenciando telangiectasias visíveis.[1,4-9]

QUADRO CLÍNICO

A esclerodermia classifica-se nas formas cutânea e sistêmica.[1,2,9]

Esclerodermia cutânea

Forma localizada

Esclerodermia em placas ou morfeia

É a forma mais frequente da esclerodermia cutânea, caracterizada por áreas escleróticas da pele que a princípio exibem coloração lilás ou purpúrica e que evoluem para lesões endurecidas de centro cor da pele ou cor de marfim, com halo eritematovioláceo durante a fase ativa da doença. A superfície se apresenta lisa e brilhante, com ausência de pelos e anidrose. A placa é aderida aos planos profundos, não podendo ser pinçada, e ocorre atrofia do tecido celular subcutâneo (Figura 8.3). As lesões tendem a ser ovais ou circulares, únicas ou múltiplas, de tamanho variável, acometendo tronco, membros e couro cabeludo, resultando em alopecia cicatricial. Bolhas e púrpuras podem ocorrer. Passada a fase de atividade da doença, que pode evoluir por meses ou anos, as lesões se tornam gradativamente menos escleróticas e de coloração hipo ou hiperpigmentada.[10,11]

Na variante em gotas, as lesões são pequenas e numerosas, lenticulares e cor de marfim, acometendo o tronco e as extremidades. Essa variante da esclerodermia pode estar associada a lesões de líquen escleroatrófico, que apresenta características clínicas semelhantes às da esclerodermia, sendo ambas consideradas por alguns autores espectro da mesma doença. Outros consideram que ambas as doenças possam coexistir em um mesmo doente. As manifestações histopatológicas podem por vezes auxiliar na sua diferenciação.

A atrofodermia de Pasini e Pierini é uma forma abortiva da esclerodermia em placas na qual não há fase de esclerose, apenas atrofia e hiperpigmentação, ocorrendo habitualmente no tronco.[1,4]

Esclerodermia linear

Acomete habitualmente uma extremidade, os membros inferiores mais frequentemente do que os membros superiores. Lesões torácicas, abdominais e glúteas têm sido descritas. Incide habitualmente em crianças, desenvolvendo-se ao longo dos membros de forma uni ou bilateral e podendo seguir as linhas de Blaschko. Raramente leva a constrição do membro afetado determinando graves sequelas. Hipertricose, hiperqueratose, ulceração e calcificação podem ocorrer.[4,11]

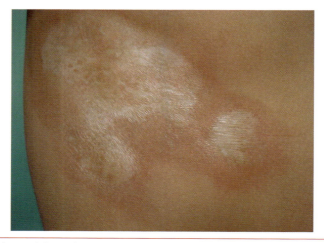

Figura 8.3. Placa de morfeia no tronco.

Esclerodermia frontoparietal (em golpe de sabre)

Manifesta-se clinicamente por lesão linear e esclerótica, por vezes telangiectásica com hiperpigmentação periférica, que se desenvolve na região frontoparietal do segmento cefálico, determinando alopecia cicatricial. Estende-se de forma variável, eventualmente até a região mentoniana ou mesmo cervical, podendo comprometer a gengiva e o arco mandibular com alterações osteodentárias. Na face, atrofia e esclerose ipsilateral podem determinar assimetrias deformantes. Diferencia-se da síndrome de Parry-Romberg (hemiatrofia facial progressiva) pela presença de esclerose.[4,11]

As lesões da esclerodermia frontoparietal podem ser uni ou, mais raramente, bilaterais, e eventualmente ocorrem na presença de lesões de esclerodermia em placas em outras regiões, bem como com atrofia de um membro ipsilateral.[4]

Esclerodermia profunda

A variante profunda da esclerodermia exibe placas fibróticas e aderidas, únicas ou pouco numerosas, de superfície hiper ou hipopigmentada. Acomete a região do dorso, pescoço, ombros, glúteos e paravertebral. As formas de esclerodermia nodular e queloidiana representam variantes clínicas com grau extremo de esclerose e eventual prurido.[4]

Na esclerodermia profunda, o infiltrado inflamatório, a fibrose e a hialinização das fibras colágenas se estendem de forma difusa até o tecido celular subcutâneo.

Forma generalizada

Doença rara na qual a esclerose cutânea se instala de forma insidiosa e generalizada na ausência de manifestações sistêmicas. Acomete com maior frequência mulheres (3:1) na faixa dos 30 anos a 40 anos. As placas geralmente são maiores do que aquelas da esclerodermia localizada, apresentando anel lilás ao redor das placas escleróticas, que tendem a confluir. Hipercromia generalizada e bolhas podem ocorrer. O quadro tende a se iniciar no tronco superior e progride, acometendo também o abdome, o dorso, os membros proximais e eventualmente a face e o couro cabeludo. A constrição torácica pode determinar desconforto e dificuldade respiratória. A face se apresenta brilhante e endurecida, porém não se observam os sulcos periorais e o fenômeno de Raynaud característicos da esclerose sistêmica e da síndrome CREST.[4,11] O quadro tende a regredir com o passar dos anos, a pele se torna progressivamente menos esclerótica e a hiperpigmentação tende a regredir.

Esclerose sistêmica

O quadro cutâneo habitualmente se inicia nas extremidades, com esclerose e atrofias digitais associadas ao fenômeno de Raynaud e edema de mãos e pés. A pele se torna progressivamente mais esclerótica, com comprometimento de planos profundos e progressão centrípeta. Praticamente toda a superfície corpórea pode estar comprometida. O acometimento da face é bastante característico, com edema periorbitário inicial que progride para fibrose com perda da mímica facial, adelgaçamento dos lábios, microstomia, sulcos radiais periorais, nariz pequeno e pontiagudo.[2,4] Podem ocorrer hiperpigmentação difusa e poiquilodermia, calcificação, ulceração de extremidades e gangrenas, bem como contraturas digitais severas e debilitantes. As mucosas oral e genital podem ser acometidas.

A síndrome CREST (calcinose cutânea + fenômeno de Raynaud + disfunção esofágica + esclerodactilia + telangiectasia) é considerada variante clínica da esclerose sistêmica, acometendo principalmente mulheres e apresentando evolução lenta e prognóstico favorável.

DIAGNÓSTICO

O diagnóstico da esclerodermia cutânea é eminentemente clínico e histopatológico. A biópsia evidencia epiderme normal ou atrófica e derme inicialmente edematosa com degeneração das fibras colágenas que se tornam progressivamente homogêneas e eosinofílicas. O infiltrado inflamatório tende a ser perivascular ou difuso à custa de linfócitos, plasmócitos e eosinófilos. Ocorre espessamento da parede de pequenos vasos. Com a evolução do quadro, a pele se torna espessa por causa de colágeno denso, e observam-se infiltrado inflamatório na derme profunda e ausência ou diminuição dos anexos cutâneos. A esclerose pode se estender até o tecido muscular ou mesmo ósseo. A imunofluorescência é geralmente negativa. No líquen escleroso e atrófico, ocorre uma faixa de edema e hialinização do colágeno onde há perda das fibras elásticas. Abaixo dessa área, observa-se infiltrado inflamatório perivascular disposto em faixa.

Na maioria dos doentes com esclerodermia localizada, os exames laboratoriais são normais ou negativos. Eosinofilia, aumento da velocidade de hemossedimentação e hipocomplementenemia, bem como a presença de FAN, anti-ss-DNA, anti-histona, anti-Ku, anti-Scl-70 e fator reumatóide, podem indicar atividade da doença e risco aumentado de progressão para complicações sistêmicas mais severas. Pode estar indicado teste sorológico adequado para excluir infecção por *Borrelia burgdorferi* em doentes de áreas endêmicas.[4,12]

O diagnóstico da esclerose sistêmica se baseia nas suas diferentes manifestações clínicas, no exame anatomopatológico e nas alterações laboratoriais e radiológicas. Na fase inicial da doença, a histopatologia evidencia leve infiltrado inflamatório perivascular da derme e subcutâneo. Nas fases avançadas, ocorrem retificação epidérmica, escassez de vasos sanguíneos associada ao espessamento e hialinização das paredes vasculares, bem como estreitamento da sua luz. Associadamente, observam-se atrofia dos apêndices dérmicos, glândulas sudoríparas situadas na porção superior da derme e presença de colágeno esclerótico/homogêneo e cálcio no tecido subcutâneo. Salienta-se que, do ponto de vista histopatológico, as alterações cutâneas da esclerodermia e da esclerose sistêmica são indistinguíveis, podendo variar apenas quanto a sua intensidade e extensão. A capilaroscopia auxilia no diagnóstico da doença e na sua diferenciação com as outras doenças do colágeno.[1,2]

TRATAMENTO

A esclerodermia localizada ou morfeia tende a ser refratária à terapia, e a estabilização e a regressão do quadro muitas vezes decorrem da evolução natural da doença.[13] As terapias de primeira linha incluem:

- **Lesões extensas:** Fototerapia (UVA de amplo espectro, UVA1 ou UVB-NB);
- **Lesões com envolvimento de planos profundos:** Metotrexato + Corticosteroides sistêmicos;
- **Lesões localizadas:** Calcipotriol pomada (com ou sem oclusão); tacrolimo tópico (com ou sem oclusão); corticosteroides tópicos, sob oclusão ou intralesionais.

Medidas terapêuticas de segunda linha incluem fototerapia com PUVA, micofenolato de mofetila, abatacepte, uso tópico de imiquimode e a associação calcipotriol-betametasona. Drogas de terceira linha englobam a ciclosporina, a combinação de medicações sistêmicas descritas anteriormente, bem como a associação de medicações sistêmicas a fototerapia. Na fase esclerótica, com finalidade de lubrificação, estão indicados cremes emolientes. A fisioterapia é importante e imprescindível nas formas segmentar e generalizada, visando controlar contraturas e anquiloses.[14-18]

Na esclerose sistêmica, utilizam-se diversos esquemas de tratamento, com resultados discutíveis. Em geral, administram-se medicamentos que inibem o processo inflamatório, assim como os que bloqueiam a produção excessiva de colágeno. Drogas de primeira linha incluem o nifedipino, o iloproste (análogo da prostaciclina), bem como os inibidores da ECA. Drogas de segunda linha são o metotrexato, a ciclofosfamida, a prednisolona, a losartana, a acitretina, a colchicina, o UVA e o micofenolato. Opções terapêuticas de terceira linha incluem, entre outras, o uso da ciclosporina, a talidomida, o transplante autólogo de células-tronco e a minociclina.[13,15,16] A sildenafila tem indicação no manejo do fenômeno de Raynaud.[19,20] A ciclofosfamida é droga de escolha para doença pulmonar intersticial grave associada à esclerodermia, e o micofenolato é a de escolha para envolvimento cutâneo rapidamente progressivo. O metotrexato é utilizado para a progressão da pele menos grave e para os doentes incapazes de tolerar o micofenolato. O transplante autólogo de medula óssea é reservado para casos selecionados em que a gravidade da doença supera a alta taxa de mortalidade do procedimento.[21]

AGENTES IMUNOBIOLÓGICOS

A terapia biológica tem sido cada vez mais avaliada no manejo das diferentes manifestações da esclerodermia.[22] Revisão sistemática da literatura identificou amplo espectro de drogas avaliadas no manejo da esclerodermia, incluindo os anticorpos monoclonais anti-TNF, imatinibe, rituximabe, globulina antitimócito, interferon-γ (IFN-γ), IFN-α, relaxina, entre outros. Os bloqueadores do TNF (infliximabe e etanercepte) demonstraram perfil de eficácia favorável no manejo da artrite inflamatória associada a esclerose sistêmica. Dados em relação à melhoria das manifestações cutâneas permanecem inconclusivos.[23]

As evidências de que a IL-6 desempenha papel importante na fibrogênese da esclerodermia sistêmica motivaram o estudo de imunobiológicos anti-IL-6 no tratamento dessa doença. Em estudo de fase II, pacientes com esclerodermia sistêmica foram tratados com tocilizumabe, e os resultados obtidos evidenciaram melhora da fibrose cutânea e pulmonar.[24,27]

Com relação ao papel das células T efetoras, particularmente Th17, na fisiopatologia da doença, o abatacepte, por ser uma proteína de fusão recombinante que inibe seletivamente a ação das células T, teria ação benéfica na esclerodermia. Alguns trabalhos recentes têm mostrado resposta satisfatória principalmente em relação a fibrose pulmonar e lesões cutâneas.[25,27]

Até o momento, não existem estudos controlados com o uso de imunobiológicos tópicos ou sistêmicos na esclerodermia cutânea.[22]

REFERÊNCIAS BIBLIOGRÁFICAS – PARTE I

1. Sontheimer RD. Skin manifestations of systemic autoimune connective tissue disease: diagnostics and therapeutics. In: Best Practice & Research Clinical Rheumatology. Elsevier, 2004; 18(3):429-62.
2. Stannard JN, Kahlenberg JM. Cutaneous lupus erythematosus: updates on pathogenesis and associations with systemic lupus.Curr Opin Rheumatol. 2016 Sep;28(5):453-9.
3. Lee LA. Lupus erythematosus In: Bolognia JL, Jorizzo JL, Rapini RP, Horn TD, Mancini Aj, Mascaro JM, Salasche SJ, Sauraut JH, Stingl G (ed.). Dermatology, First e. Spain: Elsevier Limited, 2003, pp. 601-13.
4. Kuhn A, Lehmann P, Ruzicka T. Cutaneous lupus erythematosus. Berlin-Heidelberg: Library of Congess. Springer-Verlag, 2005.
5. Lee LA, Roberts CM, Frank MB, et al. The autoantibody response to Ro/SSA in cutaneous lupus erythematosus. Arch Dermatol. 1994; 130: 1262-8.
6. Crowson NA, Magro C. The cutaneous pathology of lupus erythematosus: a review. J Cutan Pathol. 2001; 28:1-23.
7. Sontheimer RD, Stastny P, Gillian JN. Human histocompatibility antigen associations in subacute cutaneous lupus erythematosus. J Clin Invest.1981; 67:312-6.
8. Doutre MS, Beylot-Barry M, Beylot C. Subacute cutaneous lupus erythematosus. Presse Medicale. 2000; 29:1311-6.
9. Orteu CH, Sontheimer RD, Dutz JP. The pathophysiology of photosensitivity in lupus erythematosus. Photodermatol Photoimmunol Photomed. 2001; 17; 95-113.
10. Werth VP, Zhang W, Dortzbach K, Sullivan K. Association of a promoter polymorphism of tumor necrosis factor-alpha with subacute cutaneous lupus erythematosus and distinct photoregulation of transcription. J Invest Dermatol. 2000; 115:726-30.

11. Racila DM, Sontheimer CJ, Sheffield A, et al. Homozygous single nucleotide polymorphism of the complement C1QA is associated with decreased level of C1q in patients with subacute cutaneous lupus erythematosus. Lupus 2003; 12: 124-32.
12. Duarte AA. Colagenoses e a dermatologia. São Paulo: Artur Antonio Duarte, 2004.
13. Yell JA, Wojnarowska F, et al. Bullous systemic lupus erythematosus: revised criteria for diagnosis. Br J Dermatol.1995; 132:921-8.
14. Chan LS, Lapiere JC, et al. Bullous systemic lupus erythematosus with autoantibodies recognizing multiple skin basement membrane components, bullous pemphigoid antigen1, laminin-5, laminin-6 type Vii collagen. Arch Dermatol. 1999; 135:569-73.
15. Kuhn A, Landmann A, Wenzel J. Advances in the treatment of cutaneous lupus erythematosus. Lupus. 2016; 25, 830–837.
16. Presto JK, Hejazi EZ, Werth VP. Biological therapies in the treatment of cutaneous lupus erythematosus. Lupus. 2016 Sep 29. pii: 0961203316670731. [Epub ahead of print].
17. Bernal CB, Zamora LD, Navarra SV. Biologic therapies in systemic lupus erythematosus. Int J Rheum Dis. 2015 Feb;18(2):146-53.
18. Furie R, Merrill JT, Werth V, et al. Anifrolumab, an anti-interferon alpha receptor monoclonal antibody, in moderate to severe systemic lupus erythematosus (SLE). Arthritis Rheumatol. 2015; 67: A3223.
19. Fattah Z, Isenberg DA. Recent developments in the treatment of patients with systemic lupus erythematosus: focusing on biologic therapies. Expert Opin Biol Ther. 2014 Mar;14(3):311-26.
20. Zhang H, Chambers W, Sciascia S, Cuadrado MJ. Emerging therapies in systemic lupus erythematous: from clinical trial to the real life. Expert Rev Clin Pharmacol. 2016;9(5):681-94.

REFERÊNCIAS BIBLIOGRÁFICAS – PARTE II

1. Ramos-E-Silva M, Pinto AP, Pirmez R, Cuzzi T, Carneiro SC. Dermatomyositis --Part 1: Definition, epidemiology, etiology and pathogenesis, and clinics. Skinmed. 2016;14(4):273-279.
2. Koler RA, Montemarano A. Dermatomyositis. Am Fam Physician. 2001;64:1565-72.
3. Jorizzo JL, Carrol CL, Sangueza OP. Dermatomyositis. In: Bologna J, Jorizzo JL, Rapini RP editors. Dermatology. Second Edition. London: Mosby; 2008. v.1, pp.575-83.
4. Boham A, Peter JB. Polymyositis and dermatomyositis. N Engl J Med. 1975;292:344-7,403-7.
5. Drake LA, Dinehart CSM, Farmer ER, Goltez RW, Graham GF, Hordinsky MK, Lewis CW, Pariser DM, Skouge JW, Webster SB, Whitaker DC, Butler B, Lowery B. Guidelines of care for dermatomyositis. J Am Acad Dermatol. 1996;34:824-9.
6. Mastaglia FL, Philips BA. Idiopathic inflammatory myopathies: epidemiology, classification, and diagnostic criteria. Rheum Dis Clin N Am. 2002;28:723-41.
7. Dourmishev LA, Dourmishev AL, Schwartz RA. Dermatomyosistis: cutaneous manifestations of its variants. Int J Dermatol. 2002;41:625-30.
8. Adams-Gandhi LB, Boyd A, King LE Jr. Diagnosis and management of dermatomyositis. Compreh Therapy. 1996;22(3):156-64.
9. Shamim EA, Rider LG, Miller FW. Update on the genetics of the idiopathic inflammatory myopathies. Curr Opin Rheumatol. 2000;12:482-91.
10. Hengstman GJD, Van Venrooij WJ, Vencovsky J, Moutsopoulos HM, Van Engelen BGM. The relative prevalence of dermatomyositis and polymyositis in Europe exhibits a latitudinal. Ann Rheum Dis. 2000;59:141-2.
11. Love LA, Weinberg CR, McConnaughey DR, Oddis CV, Medsger TAJ, Reveille JD, Arnett FC, Targoff IN, Miller FW. Ultraviolet radiation intensity predicts the relative distribution of dermatomyositis and Anti-Mi-2 autoantibodies in women. Arthritis Rheum. 2009; 60(8): 2499-2504.
12. Sontheimer RD, Costner IC. Dermatomyositis. In: Freedberg IM, Eisen AZ, Wolff K, Austen FK. Fitzpatrick's dermatology in general medicine.7th ed. New York:McGraw-Hill; 2008.pp.1536-53.
13. Alexis AF, Strober BE. Off-label dermatologic uses of anti-TNF-a therapies. J Cutan Med Surg. 2005 Dec;9(6):296-302.
14. Riley P, McCann LJ, Maillard SM, Woo P, Murray KJ, Pilkington CA. Effectiveness of infliximab in the treatment of refractory juvenile dermatomyositis with calcinosis. Rheumatology (Oxford).2008;47(6):877-80.
15. Arabshahi B, Silverman RA, Jones OY, Rider LG. Abatacept and sodium thiosulfate for treatment of recalcitrant juvenile dermatomyositis complicated by ulceration and calcinosis. J Pediatr. 2012; 160(3): 520-522.
16. Kondo M, Murakawa Y, Matsumura T, et al. A case of overlap syndrome successfully treated with tocilizumab: a hopeful treatment strategy for refractory dermatomyositis? Rheumatology (Oxford). 2014;53(10):1907–1908.
17. Emer JJ, Claire W. Rituximab: a review of dermatological applications. J Clin Aesthet Dermatol. 2009; 2(5): 29-37.

18. Touma Z, Arayssi T, Kibbi L, Masri AF. Successful treatment of cardiac involvement in dermatomyositis with rituximab. Joint Bone Spine. 2008; 75(3):334-7.
19. Moghadam-Kia S, Oddis CV, Aggarwal R. Modern therapies for idiopathic inflammatory myopathies: role of biologics. Clin Rev Allergy Immunol. 2017; 52: 81-7.

REFERÊNCIAS BIBLIOGRÁFICAS – PARTE III

1. Goodfield MJD, Jones SK, Veale DJ. The connective tissue diseases. In: Burns T (et al). Rook's textbook of dermatology. 7th.ed Massachussetts: Blackwell, 2004. 56.1-56.147..
2. Sampaio SAP, Rivitti EA Esclerodermia. In:_____, ____.. Dermatologia. 2. ed. São Paulo: Artes Médicas, 2000. pp.364-70.
3. Mayes MD. Classification and epidemiology of scleroderma. Semin Cutan Med Surg. 1998; 17:22-6.
4. Mertens JS, Seyger MM, Thurlings RM, Radstake TR, de Jong EM. Morphea and eosinophilic fasciitis: an update. Am J Clin Dermatol. 2017 Mar 16. doi: 10.1007/s40257-017-0269-x.
5. LeRoy EC. Pathogenesis of systemic sclerosis (scleroderma). In: Koppoman WJ, ed. Arthritis and allied conditions. Baltimore: Williams & Williams, 1997. pp. 1481-90.
6. Costner MI, Grau RH. Update on connective tissue diseases in dermatology. Semin Cutan Surg. 2006; 25(4):207-20.
7. Magro CM, Ross P, Marsh CB, Allen JN, Liff D, Knight DA, et al. The role of anti-endothelial cell antibody-mediated microvascular injury in the evolution of pulmonary fibrosis in the setting of collagen vascular disease. Am J Clin Pathol. 2007; 127(2):237-47.
8. Hamamdzic D, Kasman LM, LeRoy EC. Role of infectious agents in the pathogenesis of systemic sclerosis. Curr Opin Rheumatol. 2002; 14:694-8.
9. Peterson LS, Nelson AM, Su WPD. Classification of morphea (localized scleroderma). Mayo Clin Proc. 1995; 70:1068-76.
10. Tuffanelli DL. Localized scleroderma. Semin Cut Med Surg. 1998; 17(1):27-33.
11. Haustein UF, Haupt B. Drug-induced scleroderma and sclerodermiform conditions. Clin Dermatol.1998; 16:353-66.
12. Dehen L, Roujeau JC, Cosnes A, Revuz J. Internal involvement in localized scleroderma. Medicine.1994; 73:241-5.
13. Careta MF, Romiti R. Localized scleroderma: clinical spectrum and therapeutic update. An Bras Dermatol. 2015 Jan-Feb;90(1):62-7.
14. Pope JE, Bellamy N, Seibold JR, Baron M, Ellman M, Carette S, et al. A randomized, controlled trial of methotrexate versus placebo in early diffuse scleroderma. Arthritis Rheum. 2001; 44(6):1351-8.
15. Krishna Sumanth M, Sharma VK, Khaitan BK, Kapoor A, Tejasvi T. Evaluation of oral methotrexate in the treatment of systemic sclerosis. Int J Dermatol. 2007; 46(2): 218-23.
16. Jablonska S, Blaszczyk M. New treatments in scleroderma. J Eur Acad Dermatol Venereol.2002; 16:433-5.
17. Peter RU, Ruzicka T, Eckert F. Low-dose cyclosporin A in the treatment of disabling morphea. Arch Dermatol. 1991; 127:1420-1.
18. Uziel Y, Feldman BM, Krafchik BR, Yeung RS, Laxer RM. Methotrexate and corticosteroid therapy for pediatric localized scleroderma. J Pediatr. 2000; 136:91-5.
19. Boin F, Wigley FM. Understanding, assessing and treating Raynaud's phenomenon. Curr Opin Rheumatol. 2005; 64:752-60.
20. Heymann WR. Sildenafil for the treatment of Raynaud's phenomenon. J Am Acad Dermatol. 2006: 55:501-2.
21. Mendoza FA, Mansoor M, Jimenez SA. Treatment of rapidly progressive systemic sclerosis: Current and furures perspectives. Expert Opin Orphan Drugs. 2016; 4(1):31-47.
22. Distler O, Cozzio A. Systemic sclerosis and localized scleroderma — current concepts and novel targets for therapy. Semin Immunopathol. 2016; 38:87-95.
23. Phumethum V, Jamal S, Johnson SR. Biologic therapy for systemic sclerosis: a systematic review. J Rheumatol. 2011 Feb;38(2):289-96.
24. Khanna D et al. Safety and efficacy of subcutaneous tocilizumab in adults with systemic sclerosis: week 48 data from the FASSCINATE trial. Ann Rheum Dis. 2015; 74(Suppl2):87.
25. Distler O, Cozzio A. Systemic sclerosis and localized scleroderma – current concepts and novel targets for therapy. Semin Immunopathol. 2016; 38(1):87-95.
26. Bruci C, Praino E, Allanore Y, Distler O, Gabrielli A, Iannone F, Matucci-Cerinic M. Use of biologics and other novel therapies for the treatment of systemic sclerosis. Expert Rev Clin Immunol. 2016; 12:1-14.
27. Elhai M, Meunier M, Matucci-Cerinic M et al. Outcome of patients with systemic sclerosis-associated polyarthritis and myopathy trated with tocilizumab or abatacept: a EUSTAR observational study. Ann Rheum Dis. 2013; 72(2):1217-20.

Índice Remissivo

A

Abatacepte, 122
Adalimumabe, 18, 21, 88
Agente(s)
  anti TNF-α na terapia da urticária crônica, 37
  biológico anti-CD20 na terapia da urticária crônica, 36
  imunobiológicos no lúpus, 117
Alemtuzumabe
  contraindicações, 70
  efeitos colaterais, 70
  eficácia, 70
  indicações, 69
  interações, 70
  mecanismo de ação, 69
  posologia, 70
  utilização em populações específicas, 70
Anakinra, 90
Angioedema, 31
Antibióticos, 4
Anticorpos
  antinucleares, 19
  monoclonais, 1
Anti-histamínicos, 4
Anti-TNF-α, pênfigo e, 102
Apoptose de queratinócitos, 108
Ardor, 32
Ativação celular, 108
Atrofodermia de Pasini e Pierini, 124

Azatioprina, 5

B

Belimumabe, 117
Biológicos
  na dermartite atópica, 3-12
  na hidranetite supurativa, 85-94
  na oncologia cutânea, 41-84
  na psoríase, 13-29
  na urticária, 31-39
  nas colagenoses, 107-129
  nas dermatoses bolhosas, 95-106
  novos no tratamento das doenças bolhosas autoimunes, 102
Biólogos
  na dermatologia, 1-2
  na medicina, 1
Bremtuximab vedotin, 70
  contraindicações, 72
  efeitos colaterais, 72
  eficácia, 72
  indicações, 71
  interações, 72
  mecanismo de ação, 71
  posologia, 72
  utilização em populações específicas, 73

C

Carcinoma
  basocelular, 55

espinocelular, 59
Células biológicas, comportamento biológico das, 41
Cetuximabe
  contraindicações, 60
  efeitos colaterais, 61
  eficácia, 60
  indicações, 60
  mecanismo de ação, 60
  posologia, 60
  utilização em populações específicas, 61
Ciclosporina, 4
Citocina, liberação de, 108
CLASI (*Cutaneous Lupus Erytematosus Disease Area and Severity Index*), 107
Colagenoses, biológicos nas, 107-129
Corticoterapia sistêmica, 95
CTLA-4, 45

D

Dabrafenibe
  efeitos colaterais, 47
  eficácia, 47
  indicações, 47
  interações, 47
  mecanismo de ação, 47
  posologia, 47
  utilização em populações específicas, 48
Dabrafenibe e trametinibe, combinação
  contraindicações, 49
  efeitos colaterais, 50
  eficácia, 50
  indicações, 49
  posologia, 49
  utilização em populações específicas, 50
Denileukin diftitox
  contraindicações, 74
  efeitos colaterais, 74
  eficácia, 74
  indicações, 74
  mecanismo de ação, 73, 74
  posologia, 74
  utilização em populações específicas, 74
Dermatite
  atópica
    biológicos na, 3-12
    fases aguda e cronica da, 10
    imunobiológicos na, 5
    prevalência, 3
    terapêutica convencional na, 4
  herpetiforme, tratamento, 98

Dermatomiosite
  critério, 118
  definição, 118
  epidemiologia, 119
  etiopatogenia, 119
  histórico, 118
  manifestações clínicas, 120
Dermatose(s)
  bolhosa(s)
    autoimunes
      imunobiológicos nas, 98
      por IGA linear, tratamento, 98
      tratamento, 95
    biológicos nas, 95-106
  neutrofílica intraepidérmica, 97
  supurativa, 85
Disfagia, 121
DLQI (*Dermatology Quality of Life Index*), 89
Doença(s)
  bolhosa(s)
    autoimune(s)
      imunobiológicos no tratamento das, 103
      intraepidérmicas, 96, 97
      subepidérmicas, diagnóstico, 96e
  linfoproliferativas, 65
Droga, *design* estrutural da, 1
Dupilumabe, 6

E

Epidermólise bolhosa adquirida, tratamento, 98
Erlotinibe
  contraindicações, 61
  efeitos colaterais, 62
  eficácia, 62
  indicações, 61
  mecanismo de ação, 61
  posologia, 61
  utilização em populações específicas, 62
Escala
  de avaliação de eritema, infiltração e descamação, 16
  de Sartorius, 87
Escherichia coli, 3
Esclerodermia
  agentes imunobiológicos, 127
  cutânea, 123, 124
  diagnóstico, 126
  em golpe de sabre, 125
  em placas, 124
  epidemiologia, 123
  etiopatogenia, 123

frontoparietal, 125
linear, 124
profunda, 125
quadro clínico, 123
tratamento, 126
Esclerose sistêmica, 123, 125
Estágio
  de Hurley, 87
  HS-PGA, 87
Etanercepte, 18, 20, 90
  contraindicações, 21
  indicações, 20

F

Fenômeno
  de Renbök, 15
  isomórfico de Köbner, 14
Fezaquinumabe, 7
Fototerapia, 18
Fototerapia, 4

G

Gefitinib
  contraindicações, 62
  efeitos colaterais, 63
  eficácia, 63
  indicações, 62
  mecanismo de ação, 62
  posologia, 63
  utilização em populações específicas, 63

H

Hidradenite supurativa
  abordagem terapêutica, 87
  associações, 86
  avaliação da gravidade, 86
  biológicos na, 85-94
  classificação, 86
  comorbidade, 86
  diagnóstico, 86
  manifestação clínica, 86
  patogenia da, 85
  relato de caso, 91
  resposta clínica, 86
  tratamento farmacológico, esquema resumido, 92
HiSCR, 87
Histona
  acetiltransferase, 67
  desacetilase, 67

I

Impacto psicossocial, 86
Imunobiológicos, 1, 18
  na dermatite atópita
    dupilumabe, 6
    fezaquinumabe, 7
    lebriquizumabe, 6
    ligelizumabe, 6
    nemolizumabe, 7
    omalizumabe, 6
    rituximabe, 5
    traloquinumabe, 6
    ustequinumabe, 7
  no tratamento das doenças bolhosas autoimunes, 103
Imunovigilância no melanoma, 44
Índice
  de qualidade de vida em dermatologia, 17
  PASI, 16
Infecção por *Borrelia burgdorferi*, 126
Infliximabe, 9, 18, 19, 89, 122
Inibidor
  BRAF, 44
  MEK, 44
Interferon, 108
Ipilimumabe + Nivolumabe
  contraindicações, 55
  efeitos colaterais, 55
  eficácia, 55
  indicações, 55
  posologia, 55
  utilização em populações específicas, 55
Ipilimumabe, 45
  contraindicações, 51
  efeitos colaterais, 52
  eficácia, 52
  em populações específicas, 52
  Indicações, 51
  interações, 52
  mecanismo de ação, 51
  posologia, 52
Ixequizumabe, 18

L

Lebriquizumabe, 6
Lentigo maligno, 42
Lesão(ões)
  de lúpus eritematoso discoide, 110
  glúteas em paciente com mciose fungoide, 72
Ligelizumabe, 6

Linfoma(s)
  cutâneo(s), 63
    aspectos clínicos, 64
    aspectos evolutivos, 66
    diagnóstico, 66
    primário(s),
      classificação, 64
      centrofolicular, 65
      de células B da zona marginal, 65
      difuso de grande céliula B, 65
    tratamento, 66
  de Hodgkin, 63
  difuso de grandes células B, paciente com, 77
  extranodal de célula T/NK, 65
  não Hodgkin, 63
  subcutâneo de células T, 65
Linha de Blaschko, 124, 6
Lúpus
  eritematoso, 107
    aspectos históricos, 108
    bolhoso, tratamento, 98
    diagnóstico, 111
    cutâneo
      agudo, 114
      crônico, 109
      subagudo, 113
    discoide, 110
    etiopatogenia, 108
    hipertrófico, 110
    sistêmico, 114
    tipos, 109
    tratametno, 111
    túmido, 111
    verrucoso, 110

M

Mácula eritematovinhosa, 120
"Mãos de mecânico", 120
MAPK (*mitogen-activated protein kinase*), 43
Medicações sistêmicas, 18
Melanoma
  amelanótico, 42
  características clínicas, 42
  cutâneo primário, margens cirúrgicas para tratamento do, 43
  diagnóstico, 42
  epidemiologia, 41
  estadiamento, 42
  extensivo superficial, 42
  imunovigilância no, 44
  irressecável ou metastático
    Dabrafenibe para o tratamento do, 47
    Dabrafenine e Trametinibe para o tratamento do, 49
    Ipilimumabe para o tratamento do, 51
    Ipilimumabe + Nivolumabe para o tratamento do, 55
    Nivolumabe para o tratamento do, 52
    Pembrolizumabe para o tratamento do, 54
    Trametinibe para o tratamento do, 48
    Vemurafenibe e Cobimetinibe para o tratamento do, 50
    Vemurafenibe para o tratamento do, 45
  lentiginoso acral, 42
  nodular, 42
  tratametno, 43
  via MAPK no, 43
Metotrexato, 5
Micoses fungoides, lesões
  glúteas em paciente com, 72
  na perna direita em paciente com, 73
Morfeia, 124

N

Nemolizumabe, 7
Neoplasia hematodérmica, 65
Nivolumabe, 45
  contraindicações, 53
  efeitos colaterais, 53
  eficácia, 53
  indicações, 53
  interações, 53
  mecanismo de ação, 53
  posologia, 53
  utilização em populações específicas, 53

O

Obesidade, 85
Omalizumabe, 6
  estrutura do, 35
  ligação com a IgE, 36
  na terapia da urticária crônica, 34
  pênfigo boilhoso e, 101
  respondendores
    "lentos", 35
    "rápidos", 35
  uso de, recomendações práricaas para, 37
Oncologia cutânea, biológicos na, 41-84
Overlap, 121

P

Paniculite lúpica, 111
Pápula de Gottron no dorso das mãos, 120
PASI (*Psoríase Area and Severity Index*), 16
Patches, 64
Patente, quabra de, 2
PD-1, 45
Pembrolizumabe, 45
  contrainadicações, 54
  efeitos colaterações, 54
  eficácia, 54
  indicações, 54
  mecanismo de ação, 54
  posologia, 54
  utilização em populações específicas, 54
Pênfigo
  foleáceo, tratamento, 97
  paraneoplásico, tratamento, 97
  por IgA, 103
    tratamento, 97
  vulgar
    mucocutâneo, 100
      tratamento, 97
    mucoso, tratamento, 97
Penfigoide
  bolhoso, tratamento, 97
  de membranas mucosas, tratamento, 97
  gestacional, tratamento, 97
"Pequenas moléculas", 18
Pernisose lúpica, 111
PGA (*Physician Global Assessments*), 89
Placa de morfeia no tronco, 124
Poiquilodermia, 120
  eritematovinhosa, 120
Prurido, 32
Pseudomonas aeruginosa, 3
Psoríase
  biológicos na, 13-29
  comorbidades, 15
  curso, 17
  diagnóstico, 15
  em placa, 23
  etiopatogenia, 13
  fatores desencadeantes, 14
  grave, paciente com, 20-24
  índice de gravidade, 16
  prognóstico, 17
  pustulosa generalizada, 14
  quadro clínico, 15
  tratamento
    sistêmico, 18
    tópico, 18

R

Radiação ultravioleta, 108
"Regra dos 10", 17
Rituximabe, 117, 122
  indicações, 75
  contraindicações, 76
  efeitos colaterais, 76
  eficácia, 76
  interações, 76
  mecanismo de ação, 75
  nas doenças bolhosas autoimunes, 98
    avaliação pré-tratamento, 101
    benefícios esperados, 100
    casos especiais, 99
    efeitos adversos, 99
    esquema de administração, 99
    mecanismo de ação, 98
    perfil de segurança, 99
    tempo de tratamento, 101
  utilização em populações específicas, 77
Romidepsin
  contraindicações, 68
  efeitos colaterais, 68
  eficácia, 68
  indicações, 68
  indicações, 69
  mecanismo de ação, 68
  posologia, 68
  utilização em populações específicas, 69

S

Secuquinumabe, 24
Sinal do xale, 120
Síndrome(s)
  antissintetase, 120
  CREST, 125
  de Sézary, 65
  de superposição, 121
  metabólica, 86
Sonidegibe
  contraindicações, 58
  efeitos colaterais, 58
  eficácia, 58
  em populações específicas, 58
  indicações, 58
  mecanismo de ação, 58
  posologia, 58

T

Tabagismo, 85
  interrupção do, 111
Terapêutica convencional na dermatite atópica
  antibióticos, 4
  anti-histamínicos, 4
  azatiprina, 5
  ciclosporina, 4
  fototerapia, 4
  metotrexato, 5
Terapias imunobiológicas, 1
Tight junctions, 4
TNF-α (Fator de necrose tumoral alfa), 109
  níveis nos pacientes com lúpus eritematoso cutâneo, 109
Tocilizumabe, 117, 122
Toll-like receptors, 3
Traloquinumabe, 6, 8
Trametinibe, 48
  contraindicações, 48
  efeitos colaterais, 49
  eficácia, 48
  indicações, 48
  interações, 49
  mecanismo de ação, 48
  posologia, 48
  utilização em populações específicas, 49

U

UAS (*Urticaria Activity Score*), 33
UAS 7 (dias) para avaliar atividades da urticária, 33
Uricária
  aspectos edidemiológicos, demográficos e sociais, 32
  atividade da, avaliação, 33
  biológicos na, 31-39
  classificação
    de acordo com o instrumento UAST, 33
    resumo pelas diretrizes atuais, 31
  crônica
    classificação da, resumo, 31
    espontânea (UCE), impactos, 32
  fadiga, 33
  imprevisibilidade das exacerbações, 32
  isolamento social, 33
  privação de sono, 33
  tratamento, 34
Urticas, 32
Ustequinumabe, 7, 22, 90

V

Vemurafenibe
  contraindicações, 46
  efeitas colaterais, 46
  eficácia, 46
  em populações específicas, 46
  indicações, 45
  interações, 46
  mecanismo de ação, 45
  no tratamento de melanoma irressecável ou metastático, 46
  posologia, 46
Vemurafenibe e Cobimetinibe, combinação
  contraindicações, 50
  efeitos colaterais, 51
  eficácia, 50
  indicações, 50
  inerações, 51
  mecanismo de ação, 50
  posologia, 50
  utilização em populações específicas, 51
Via
  de sinalização MAPK, 43, 44
    no melanoma, 43
  hedgehog, 56
  Ras-Raf-MEK-ERK, 43
Vismodegibe, 56
  contraindicações, 57
  efeitos colaterais, 57
  eficácia, 57
  interações, 57
  mecanismo de ação, 57
  posologia, 57
  utilização em populações específicas, 57
Vorinostat
  contraindicações, 67
  efeitos colaterais, 67
  eficácia, 67
  indicações, 67
  interações, 67
  mecanismo de ação, 66
  posologia, 67
  utilização em populações específicas, 68